ÉTUDE

SUR

L'ANATOMIE PATHOLOGIQUE

DE LA RATE

(RATE CARDIAQUE, RATE AMYLOIDE, RATE CIRRHOTIQUE)

PAR

HÉLÈNE DE BONDAREFF

DOCTEUR EN MÉDECINE

MÉDECIN COLONIAL DE L'UNIVERSITÉ DE PARIS

PARIS

ALFRED LECLERC, ÉDITEUR

19, RUE MONSIEUR-LE-PRINCE, 19

—

1907

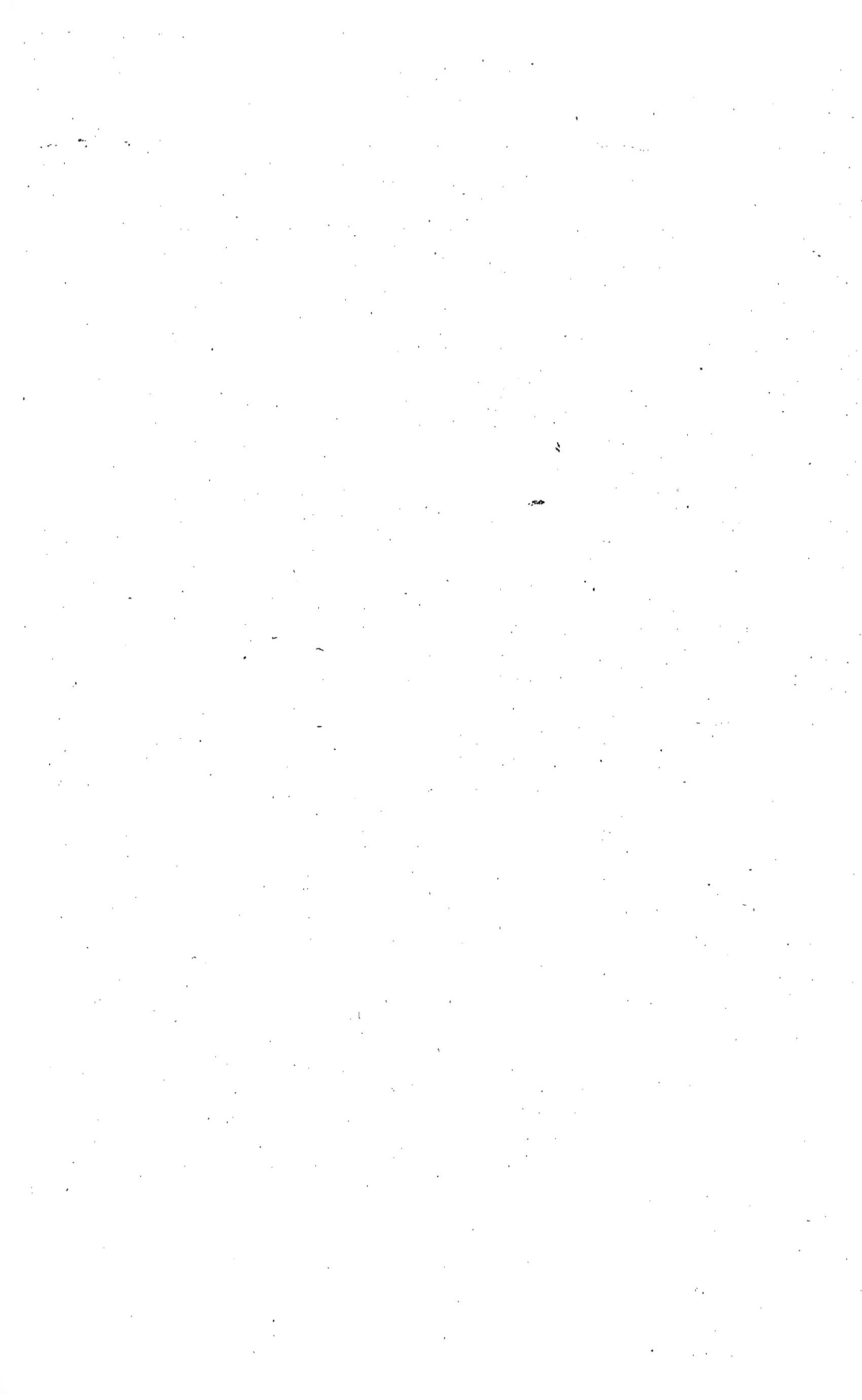

[Dédicace manuscrite :]

A docteur Madame

Mary — Gill

hommage de l'auteur

[signature]

ANATOMIE PATHOLOGIQUE

DE LA RATE

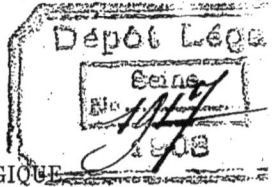

ÉTUDE

SUR

L'ANATOMIE PATHOLOGIQUE DE LA RATE

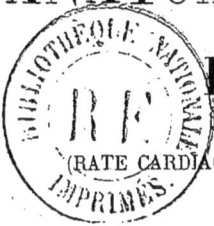

(RATE CARDIAQUE, RATE AMYLOÏDE, RATE CIRRHOTIQUE)

PAR

HÉLÈNE de BONDAREFF

DOCTEUR EN MÉDECINE

MÉDECIN COLONIAL DE L'UNIVERSITÉ DE PARIS

PARIS

ALFRED LECLERC, ÉDITEUR

19, RUE MONSIEUR-LE-PRINCE, 19

—

1907

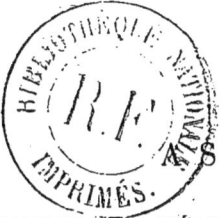

A SON EXCELLENCE

MADAME DE NÉLIDOFF, NÉE PRINCESSE CHILKOFF

NOUS DÉDIONS RESPECTUEUSEMENT

CETTE PREMIÈRE PUBLICATION DE NOTRE TRAVAIL

A M. LE L^T-COLONEL BONDAREFF

MON CHER ÉPOUX ET AMI

———

A MA MERE

A MON PRÉSIDENT DE THÈSE

M. LE PROFESSEUR CORNIL

Membre de l'Académie de Médecine

Officier de la Légion d'honneur

MEIS ET AMICIS

AVANT-PROPOS

Nous avons été surpris au cours des autopsies auxquelles nous avons assisté du petit nombre d'examens auxquels donnait lieu la rate spécialement en ce qui concerne l'état de cet organe dans trois variétés d'affections que l'on n'a pas coutume de ranger parmi les maladies infectieuses : nous voulons parler des cardiopathies, des cirrhoses du foie, enfin du complexus singulier que l'on a l'habitude de nommer maladie amyloïde.

Il nous a semblé qu'il était de quelque intérêt de préciser les lésions anatomo-pathologiques de la rate dans les affections précédentes, spécialement en ce qui concerne les altérations histologiques : on sait en effet le peu de renseignements que l'on peut tirer du simple examen microscopique de cet organe dont l'aspect homogène rend difficile la constatation des lésions, alors même que ces dernières apparaissent des plus nettes sur les coupes histologiques.

Le matériel que nous avons utilisé nous a été presque exclusivement fourni par l'étude des pièces anatomiques recueillies au hasard des autopsies ou encore de celles dont disposait le laboratoire de M. le professeur CORNIL qui a bien voulu nous faire profiter de ses conseils éclairés et de sa haute expérience ainsi que des ressources de son laboratoire.

Nous avons pu cependant recueillir quelques observations plus détaillées dans divers services hospitaliers : on trouvera ces dernières relatées avec tous leurs détails au cours de ce travail.

Dans ce dernier nous avons suivi l'ordre suivant : en premier lieu nous abordons l'étude anatomique de la rate cardiaque dont l'étude histologique détaillée ne nous a pas paru encore faite ; vient ensuite l'étude des altérations caractérisant la rate amyloïde. Dans ce second chapitre nous croyons avoir précisé de nombreux points d'autant que l'étude de la rate amyloïde nous a paru des plus précieuses pour les observateurs qui cherchent à préciser la nature intime de cette altération curieuse. Enfin nous terminons par une description de la rate dans les cirrhoses du foie : bien que ce dernier sujet ait déjà été l'objet d'assez nombreuses recherches, il nous a semblé utile de coordonner, en les vérifiant, les diverses données fournies par les auteurs qui ont abordé la question.

Il nous a semblé indispensable de faire précéder notre travail d'un schéma histologique qui permettra de préciser avec plus de netteté les altérations décrites par nous.

Avant d'exposer les résultats de nos recherches, nous nous faisons un devoir d'adresser à notre maître, M. le professeur Cornil, qui a bien voulu diriger nos premiers pas en histologie pathologique, notre profonde reconnaissance, et nous sommes fière de l'honneur qu'il nous fait en acceptant la présidence de notre thèse.

Aidée dans nos recherches par son excellent préparateur, M. le docteur Lefas, nous avons pu profiter largement des ressources du laboratoire et nous lui adressons tous nos vifs remerciements.

Nous sentons l'agréable devoir d'exprimer notre profonde gratitude à M. le professeur BLANCHARD, fondateur de l'Institut de médecine coloniale, dont nous avons été l'élève en 1905.

Après un long voyage sur les côtes d'Afrique et d'Asie sur le bateau-hôpital « Orel », et après un séjour assez prolongé dans les pays tropicaux, nous avons constaté que nos connaissances médicales présentaient beaucoup de lacunes relativement à l'hygiène et aux maladies des pays chauds.

A l'Institut de médecine coloniale, M. le professeur BLANCHARD nous a donné des connaissances très étendues sur les maladies parasitaires.

MM. les professeurs CHANTEMESSE, GAUCHER et ROGER, MM. les professeurs agrégés WURTZ et JEANSELME nous ont initiée de la façon la plus précise à la technique microscopique, à la clinique et à l'hygiène des régions tropicales. Nous sommes très heureuse d'exprimer notre bien sincère reconnaissance à tous ces éminents maîtres, non seulement pour leur enseignement si élevé, mais encore pour leur dévouement et l'intérêt qu'ils nous ont toujours prodigués.

Nous exprimons aussi à M. le professeur agrégé, BRUMPT, chef des travaux pratiques de parasitologie, à M. le Docteur LANGERON, chef du laboratoire de parasitologie, à M. TANON, chef du laboratoire de bactériologie, nos vifs remerciements pour leurs conseils éclairés et leur aimable sollicitude, nous en garderons le meilleur souvenir.

A nos maîtres dans les hôpitaux et laboratoires nous

adressons l'expression de notre profonde gratitude, pour les leçons inoubliables et pour la bienveillance qu'ils nous ont toujours montré.

Et tout particulièrement nous remercions notre maître M. CHAUFFARD, professeur agrégé, chez lequel nous avons fait notre stage de médecine,

MM. les professeurs RECLUS et BERGER, nos maîtres en chirurgie,

M. le professeur RAYMOND et son chef de clinique M. le professeur agrégé GUILLAIN, nos maîtres en pathologie nerveuse, et M. le professeur agrégé DEMELIN, notre maître en obstétrique. A M. le Docteur QUEYRAT, nous apportons nos vifs remerciements pour ses leçons si pratiques et pour son rare dévouement.

Que M. le Dr VEAU, chirurgien des hôpitaux, veuille bien accepter aussi notre profonde reconnaissance pour l'excellent enseignement chirurgical qu'il nous a donné.

Nous avons eu le chagrin de perdre l'année dernière M. le professeur BUDIN : nous adressons à la mémoire de notre très regretté maître, le témoignage de notre vénération ; ses leçons et ses conseils pratiques nous serviront toujours de guide dans notre pratique médicale.

CHAPITRE PREMIER

Schéma histologique de la rate normale

La rate se compose d'une capsule fibreuse (C) mince et résistante qui, de place en place, envoie dans le parenchyme de l'organe des cloisons irrégulières ou septa. Capsules et cloisons renferment quelques rares fibres musculaires, chez l'homme.

Au niveau du hile pénètrent les vaisseaux sanguins : l'artère splénique se divise en six ou huit branches auxquelles sont accolées les ramifications de l'artère splénique et les lymphatiques. Ces vaisseaux sont entourés d'émanations conjonctives capsulaires, et se subdivisent de plus en plus en diminuant de calibre.

Au sein du parenchyme les veinules et les artères se séparent ; les veines restent revêtues de tissu conjonctif capsulaire ; quant aux artérioles (AT) elles présentent vers leur extrémité un amas lymphoïde (M) sorte de follicule clos (corpuscule de Malpighi), blanchâtre et visible à l'œil nu : ce follicule est juxtaposé à l'artériole ou traversé par elle.

Celle-ci lui abandonne un fin réseau capillaire. En aval du corpuscule l'artériole émet des branches terminales pénicillées s'ouvrant librement au sein de la pulpe.

Celle-ci présente des aréoles formées par un tissu réticulé et renfermant des globules rouges et des leucocytes presque tous mononucléaires de grande taille.

Les veines penicillées à leur extrémité communiquent également librement avec la pulpe splénique.

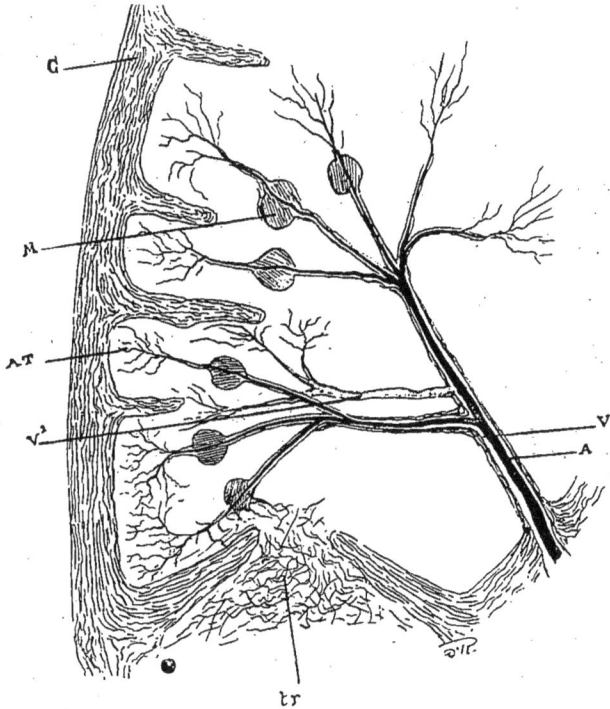

Fig. 1. Schema histologique de la rate humaine.

C capsule fibreuse.	TR tissu réticulé.
M corpuscule de Malpighi.	A artère.
AT artère terminale.	V veine.

v veinule

L'étude du schéma ci-dessus explique mieux que toute description les dispositions précédentes.

Nous dirons en quelques mots la technique suivie par nous dans nos examens.

Fixation à l'alcool absolu de minces tranches de la rate. Nous avons évité l'emploi du formol susceptible parfois d'altérer les globules rouges et de produire ainsi une pigmentation artificielle des coupes gênant les examens et les interprétations, coupes à la paraffine, épaisses de 1/300 à 1/600 de millimètre.

Coloration à l'hématéine-eosine avec ou sans orange, à l'hématéine-liquide de Van Gieseon, cette dernière coloration nous a donné les meilleurs résultats.

Nous avons recherché également la transformation myéloïde par la coloration au bleu azur phéniqué — éosine de Nocard.

Nous exposerons un peu plus loin notre mode de recherche de l'amyloïde.

CHAPITRE II

Rate cardiaque.

Les documents concernant l'état de la rate dans les cardiopathies valvulaires du cœur sont épars et ne permettent guère une vue d'ensemble. Aussi, en ce qui concerne les altérations tant microscopiques qu'histologiques nous donnerons ici le résultat de nos investigations personnelles au cours des affections mitrales les seules, selon nous, cabables d'exercer sur la rate des modifications un peu constantes et durables, susceptibles par conséquent de déterminer des altérations.

On sait qu'à l'état normal le poids de la rate oscille autour de 230 grammes : chez les cardiaques ce poids est augmenté et offre une moyenne de 300 à 350 grammes : sa surface n'est pas modifiée sauf parfois par quelques plaques de périsplénite non adhérente. Elle offre sa forme normale mais les bords sont émoussés, spécialement le bord antéro-interne qui est arrondi. La face externe est bombée et d'un gris violacé, il n'y a pas de fausses membranes péritonéales mais seulement on trouve assez souvent de petites taches opalines très légèrement surélevées de périsplénite sur la face antéro-externe, principalement au voisinage des deux pôles de l'organe.

A la section ce dernier ne s'affaisse pas sous le couteau

et n'est que peu diffluent, cependant on ne peut parler de dureté proprement dite. Le fond de la coupe est rouge sombre, noirâtre et les corpuscules sont visibles, non volumineux, transparents et grisâtres, légèrement en relief. Les tractus conjonctifs de la rate blanchâtres et en coup d'ongle sillonnent régulièrement la surface de section mais ne paraissent pas plus volumineux que ceux que l'on observe sur les rates normales, ils sont cependant plus apparents car ils tranchent davantage sur le fond obscur de la coupe.

Tel est l'aspect habituel observé par nous.

FRERICHS avait observé parfois (1) l'augmentation souvent médiocre et passagère de la rate dans les cardiopathies : cependant, à une certaine période, cet auteur admet l'induration de l'organe.

BARIÉ (2) a observé dans sept cas des rates pesant de 330 à 500 grammes. Une fois, cet organe atteignait le poids de 630 grammes ; enfin dans un dernier cas cet auteur a noté le chiffre de 860 grammes.

PARMENTIER, (3) dans son étude du foie dans les cardiopathies a vu des rates encore plus grosses (950 et 1.050 grammes.) Au reste BARIÉ et DU CASTEL (4) ont également publié une observation où le poids relevé de la rate était de 1.300 grammes.

Cependant dans un certain nombre de cas la rate peut être normale de volume ou même diminuée (80 à 125 grammes). Il est probable que dans les cas de diminution de

(1) FRERICHS, Tr. prat. des mal. du foie, 1866 (édit. française).
(2) BARIÉ, La rate dans les cardiopathies. *Revue de méd.* 1907 p. 145.,
(3) PARMENTIER, *Thèse Paris* (Étude du foie cardiaque), 1890.
(4) BARIÉ et DU CASTEL, *Arch. G. de Méd.*, Janv. 1188.

la rate, il s'agit de sclérose consécutive à des infarctus anciens, tels nous ont semblé les cas rapportés par Barié.

En effet, les infarctus sont fréquents, ils sont dûs le plus souvent à des embolies parties de l'aorte ou du cœur gauche. On les relève treize fois sur soixante-dix-neuf autopsies de Barié.

Le système presque terminal des artérioles spléniques explique leur production, du reste Prévost et Cotard par l'injection intra-artérielle de corps étrangers les ont reproduits.

On trouve un infarctus unique, ou bien encore les lésions emboliques hémorragiques sont au nombre de deux, de trois ou davantage. Elles s'observent surtout au voisinage des extrémités de la rate et sont sous-capsulaires. L'infarctus de forme uniforme a sa base située sous la capsule. Récent, il offre une consistance ferme et est noirâtre, couleur truffe. Au microscope on constate que les vaisseaux sont énormément dilatés, remplis par du sang et de la fibrine. Plus tard l'infarctus devient jaune rougeâtre ou jaune grisâtre, de consistance pâteuse et tendant à se mobiliser comme un séquestre (Cornil et Ranvier). Sur les coupes histologiques on voit alors une liquéfaction des globules rouges, les globules blancs subissent la dégénérescence graisseuse, le réticulum est gonflé et nécrosé, on observe de plus une zone très nette de congestion périphérique.

Plus tard les acides gras précipitent sous forme d'amas, de tablettes ou d'aiguilles aciculées.

A la place de l'infarctus on voit, soit une production nodulaire jaune grisâtre et ferme, d'aspect caséeux, isolée

pudarenchyme par un léger cercle conjonctif au voisinage duquel sont de petits placards d'aspect blanchâtre et
réticulés, formés de tissu conjonctif de sclérose. Ou bien
encore il existe à la surface de l'organe une cicatrice dé-
primée avec, à ce niveau, de la périsplénite, la réunion de
plusieurs de ces cicatrices peut déterminer la rate à prendre les déformations les plus variées, souvent celle d'un
croissant à concavité interne, creusé de scissures.

Au microscope on voit encore un épaississement conjonctif considérable du septa et des tuniques vasculaires,
ainsi que du réticulum creusé çà et là de quelques alvéoles
remplies de sang. De nombreux cristaux ou blocs pigmentaires acidulés, donnant la réaction sidérique et formés surtout d'hématoïdine siègent au sein des cloisons
conjonctives.

L'examen des frottis ou des empreintes, pratiqué avec la
pulpe de rate fraîche, permet d'étudier facilement les divers types cellulaires de la rate cardiaque, on n'y fait
aucune constatation intéressante si ce n'est dans certains
cas assez rares la présence d'hématies nuclées.

Ces dernières sont presque toujours des normoblastes,
parfois cependant on observe quelques inégaloblastes.
Dans un cas nous avons compté de quarante à cinquante
hématies nuclées sur chacun de nos frottis.

Rappelons que LEFAS rapporte avoir observé (1) dans le
sang de certains cardiaques asystoliques et dyspnéiques la
présence de quelques-uns de ces éléments. Il semble qu'il

(1) LEFAS : *Hématologie et cytologie cliniques.* Paris, 1904, p. 73.

FIG. 2

Rate cardiaque.

On voit sur ce dessin le premier stade des altérations : à gauche, des septa conjonctifs renferment deux veines congestionnées. En bas et au milieu, un corpuscule de Malpighi hypertrophié et riche en cellules avec artérioles dont la paroi externe est œdémateuse. Dans le reste de la figure on voit la congestion de la pulpe splénique.

Grossissement de 100 D.

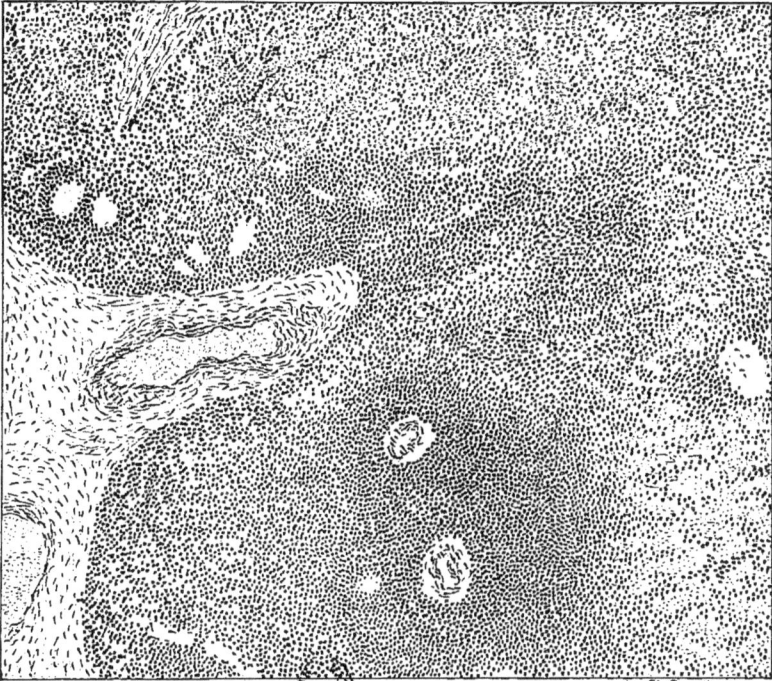

Ch.Constantin.

FIG. 2

RATE CARDIAQUE.

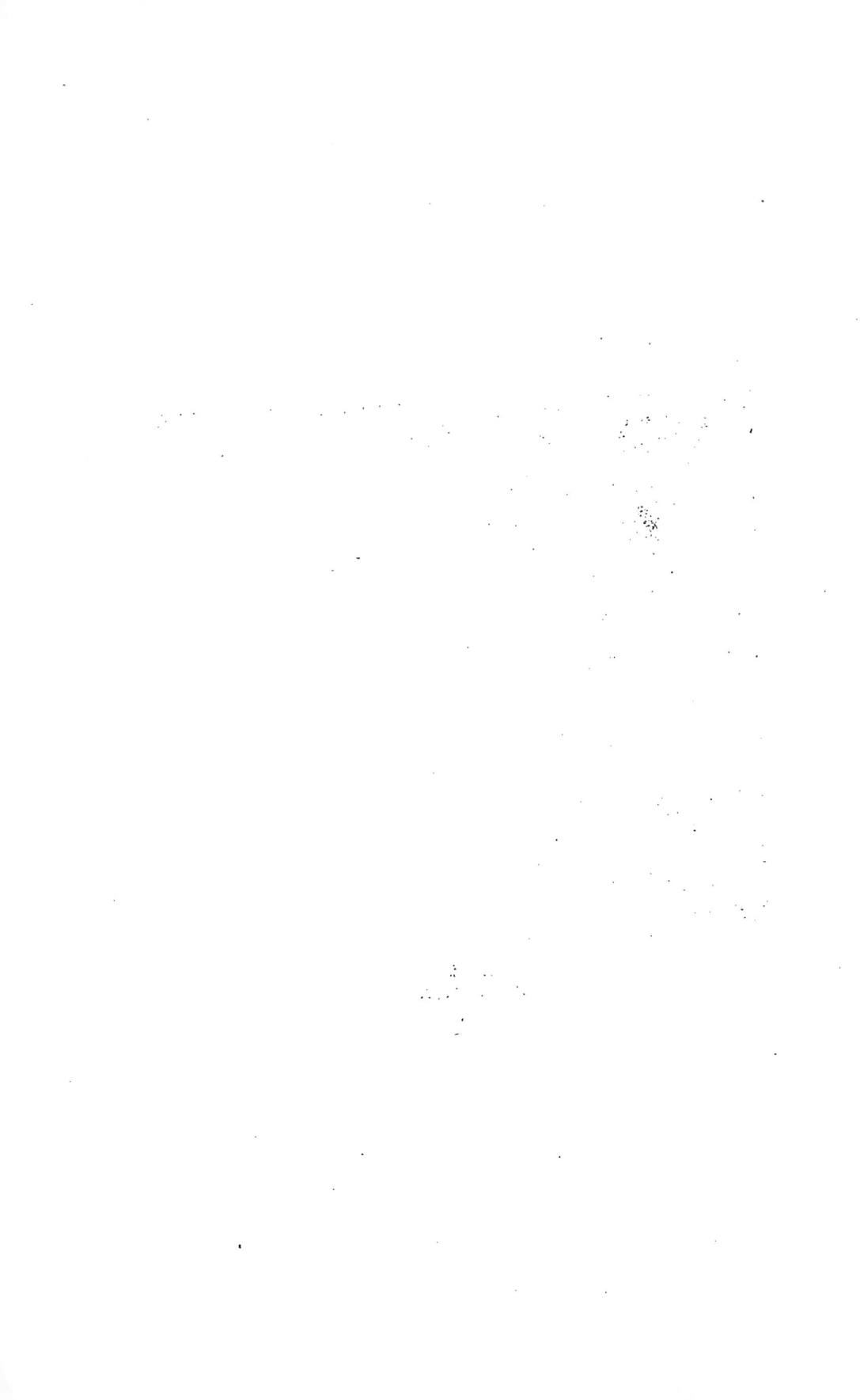

y ait rapport entre leur présence et les phénomènes as-
phyxiques présentés par les malades.

Quoiqu'il en soit, nous signalons la présence de ces éléments dans les frottis de rate pratiqués à l'autopsie de
malades analogues à ceux observés par cet auteur, sans
plus insister. Nous croyons cependant qu'il n'y a pas
lieu de penser dans ce cas à une transformation myéloïde
de l'organe. En effet nous n'avons pu voir de mononucléaires granuleux, ou, en d'autres termes, de myélocytes.

L'étude histologique de la rate diffère suivant les sta-
des de la maladie.

Au début, l'architecture de la rate ne présente que des
modifications de détails, la capsule n'est pas épaisse sauf
aux seuls points où il existait à l'examen microscopique
des plaques de périsplénite, elle n'est pas infiltrée d'éléments embryonnaires, les cloisons ne sont pas épaissies à
proprement parler, mais elles paraissent agrandies du fait
que les veines qui y sont renfermées sont considérable-
ment dilatées et gorgées de sang, mais il n'y a pas à proprement parler de lésions des veines. Quant aux artérioles des corpuscules elles sont perméables mais présentent un peu d'œdème simple de leur tunique externe
ou adventice. Le corpuscule qui les entoure n'est pas
atrophié mais au contraire volumineux et très apparent ;
il semble même que les lymphocytes soient plus serrés et
plus nombreux, cette hypertrophie, selon nous, tient à
l'irritation entretenue à ce niveau par les congestions
répétées dont le système veineux cave inférieur et le
système porte sont le siège au cours des cardiopathies.

De fait la congestion de la rate est considérable, néan-

moins les hémorragies sont des plus rares, cette congestion se caractérise par l'existence d'alvéoles ayant l'aspect
de capillaires, arrondies, entre lesquelles les cordonnets
cellulaires de la pulpe sont atrophiés par compression.

Cette congestion atteint toute la pulpe splénique mais
est majeure dans la partie du parenchyme occupant le
milieu entre les corpuscules et les septa et plus rappro-
chée de ces derniers, il y a là une zone congestive qui répond à l'origine du système veineux de retour de la rate,
et la congestion, comme nous l'avons vu, s'étend aux veines plus grosses des septa.

Fait curieux, il n'y a pas de pigment libre ni de sclérose au niveau du parenchyme, les éléments cellulaires de
la pulpe sont comme à l'ordinaire formés de mononucléaires moyens ou grands à noyau pas très fortement coloré,
gros, ovalaire ou réniforme et à protoplasme assez abondant et homogène, peu coloré par les colorants acides.
Les lymphocytes ne sont pas très nombreux. Quant aux
leucocytes polynucléaires neutrophiles qui, on le sait, à
l'état normal sont en très petit nombre dans la pulpe
splénique, ils nous ont paru assez notablement plus nombreux dans la rate cardiaque, du moins au stade que nous
étudions actuellement. De même on peut avoir fréquemment des hématies nuclées, normoblastes, pas très nombreuses, mais très nettes. Cependant il n'y a pas de réaction myéloïde car on ne trouve pas de mononucléaires granuleux. Les eosinophiles sont très rares. Enfin il est ex-
ceptionnel de trouver des macrophages.

Souvent toutes les altérations de la rate cardiaque se
bornent à ce que nous venons d'exposer, néanmoins,

spécialement dans le cas d'artériosclérose, il se produit une véritable cirrhose de la rate.

Dans ce dernier cas ni la capsule ni les septa ne sont hypertrophiés. La congestion veineuse est toujours forte dans les veines mais en général un peu moins accusée dans la pulpe où elle offre du reste la même topographie que celle que nous avons exposée un peu plus haut.

En revanche le système artériel apparait lésé. Dans la plupart des artérioles corpusculaires il y a simplement périartérite, l'adventice conjonctive de ces artères est épaisse, fibreuse adulte et égale en épaisseur de la tunique moyenne. Dans d'autres artères il y a endartérite et disparition du calibre des vaisseaux, enfin dans quelques artérioles on voit parfois au niveau de la tunique interne des grains calcaires colorés vivement en noir-bleu par l'hématoxyline.

Le corpuscule de Malpighi subit une atrophie commençant par sa périphérie et aboutissant dans quelques points du parenchyme à sa disparition presque totale, ses éléments en temps qu'éléments ne sont pas modifiés.

Cette atrophie peut être la conséquence des lésions artérielles ou encore de la sclérose que l'on rencontre dans ce cas au niveau de la pulpe.

En effet, spécialement dans les régions de cette dernière, avoisinant les corpuscules de Malpighi, le système trabéculaire de la rate est hypertrophié, densifié et apparaît nettement conjonctif, entre ces trabécules persistent cependant des éléments de la base splénique, cependant ces derniers diffèrent de ce qu'ils étaient au stade précédent que nous avons étudié, les polynucléaires neutrophiles

ont pour ainsi dire disparu ainsi que les lymphocytes et
les petits mononucléaires, on ne trouve pas d'hématies nuclées. Presque tous les éléments sont constitués par les
mononucléaires clairs, non grauleux, de grande taille, à
noyau peu coloré, et par des formes de passage mononucléaires. Certains de ces éléments sont altérés et en voie
de nécrose.

A ce stade on ne trouve guère de macrophages et cependant on trouve dans la pulpe et dans les trabécules sclérosés des grains de pigment en général très fins, jaunâtres,
poudrant finement le tissu.

Nous verrons plus loin lorsque nous ferons l'étude de
la rate de la cirrhose atrophique combien, sauf la pigmentation précédente, qui du reste est légère, il y a d'analo-
gie entre la sclérose cirrhotique et la sclérose cardiaque. Mêmes lésions corpusculaires et pulpaires, même
topographie de la congestion.

Nous rapporterons maintenant trois observations de
rate cardiaque.

OBSERVATION I (*inédite*).

Maria S..., d'origine espagnole, ménagère, âgée de quarante-deux ans, entre le 2 avril à l'hôpital de la Charité, salle Andral, n° 16, pour une *affection cardiaque*.

Rien à relever de spécial dans les antécédents héréditaires.

A l'âge de seize ans la malade a eu une première attaque de rhumatisme articulaire aigu généralisé pour laquelle elle a gardé le lit un mois. Deux ans plus tard, nouvelle attaque plus violente que la première avec palpitations et dyspnée. A l'âge de vingt-quatre ans, troisième crise avec nouveaux troubles cardiaques, cette dernière dura six mois.

Mariée à vingt-trois ans la malade eut deux fausses-couches et quatre grossesses menées à terme. Les quatre enfants moururent tous avant l'âge de quatre ans. Pendant les grossesses il n'y a pas eu d'accidents gravido-cardiaques.

Depuis la troisième crise, la malade a un peu de toux, de la dyspnée d'effort, pas d'œdème. Parfois, légères hémoptysies.

Au mois de février dernier elle est entrée à l'hôpital pour une crise asystolique au cours de laquelle on constata une crise unique d' « angor pectoris » vraie. L'attaque d'asystolie a duré trois semaines.

Ethylisme très probable mais non avoué.

Actuellement la malade présente une forte dyspnée

avec point de côté. Le pouls est petit et dépressible mais ce n'est pas le pouls net de Corrigan. Les radiales ne sont pas athéromateuses. Pas de pouls veineux ni de pouls capillaire, danse des artères du cou.

Urines rares, colorées, renfermant 1 gr. 80 d'albumine par litre.

A la palpation combinée à la percussion on constate que la pointe du cœur bat dans le sixième espace intercostal gauche, à 6 cm. au-dessous du mamelon, à peu près sur une même ligne verticale. Le triangle de matité du cœur mesure :

15 cm. pour le bord inférieur horizontal.

10 cm. pour le bord droit vertical situé à 4 cm. à droite du bord droit du sternum.

13 cm. pour le bord gauche oblique en haut et à droite.

Une zone verticale de matité large de 8 cm. environ continue insensiblement les bords droit et gauche, séparée de ce dernier par une encoche, cette zone répond à une dilatation de l'aorte qui, du reste, ne s'accompagne d'aucun signe de compression.

A l'auscultation du cœur on ne constate pas d'arythmie, mais un souffle diastolique aspiratif descendant, au niveau de l'orifice aortique, avec parfois un souffle systolique râpeux. A la pointe on a un souffle systolique et un dédoublement du second bruit.

Le foie est gros, sans pulsations, il déborde le rebord costal de quatre travers de doigt.

Les poumons paraissent sans lésion.

La tension artérielle radiale est de 11 cm. de mercure.

Au mois de septembre suivant on perçoit quelques battements hépatiques mais le foie semble avoir assez sensiblement diminué de volume.

Vers la même époque on entend à la partie moyenne du cœur un bruit de galop attribué à un léger degré de péricardite.

La malade meurt le 15 décembre avec œdème des jambes et présentant tous les signes de la cachexie cardiaque.

Autopsie.

Vingt-quatre heures après le décès.

Le *cœur* est très volumineux, type de « *cor bovinum* ». Hypertrophie portant sur le ventricule gauche et les deux oreillettes, ce sont ces dernières qui dilatées en avaient imposé pour une dilatation de l'aorte. Cette dernière est de calibre normal mais présente sur ses portions thoracique et abdominale ainsi qu'à l'origine des gros troncs qui en naissent, des plaques d'athérome, les unes récentes les autres anciennes ; la crosse est saine. Etat réticulé, induration et épaississement des sigmoïdes aortiques, insuffisantes à l'épreuve de l'eau.

Rétrécissement mitral à parois souples, admettant un doigt moyen, endocardite non végétante des deux valves mitrales.

L'orifice tricuspidien admet trois doigts, orifice pulmonaire et artères pulmonaires sains.

Plaques fibreuses dans le myocarde du ventricule gauche.

Pas de liquide dans le péricarde, deux fausses membranes arrondies (un franc) au voisinage de la pointe en avant l'une pariétale, l'autre viscérale, superposables.

3

Le *foie* pèse seulement 1050 grammes, pas de périhépatite ; aspect granulé de cirrhose mais à granulations peu étranglées. A la coupe pas de granulations, mais aspect de cirrhose cardiaque au niveau du lobe gauche ; dans le reste aspect muscade. Le doigt pénètre difficilement, la section est résistante.

Vésicule biliaire un peu distendue, sans lithiase.

Pas d'ascite proprement dite.

La RATE pèse 307 grammes : elle est lourde, ferme, de forme normale. A la coupe, induration rouge sombre avec corpuscules visibles. Pas d'infarctus. Taches de bougie de périsplénite aux deux extrémités sur la face antéro-externe, sans adhérences.

Les *reins* sont un peu diminués de volume, se décortiquant bien, présentant quelques dépressions. Substance corticale augmentée avec points jaunâtres. Congestion. Pas d'infarctus ni de kystes.

Poumons : début d'induration brune des deux bases ; peu de congestion œdémateuse notable. Pas de tubercules.

EXAMEN HISTOLOGIQUE.

Sur les frottis la *rate* montre un certain nombre d'hématies nuclées, beaucoup de mononucléaires surtout petits et les lymphocytes, un certain nombre de polynucléaires et de formes de passage.

Sur les sections on constate un épaississement de la tunique externe de l'artère corpusculaire. Les veines du septa sont très dilatées, pleines de sang ; les éléments lymphatiques sont assez nombreux, surtout des polynucléaires. Le septa et la capsule ne sont pas épaissis : les corpuscules sont normaux. Autour du septa la pulpe est relativement dense comprenant surtout des mononucléaires petits et des polynucléaires assez nombreux. Entre cette zone et les corpuscules sont des dilatations capillaires et une nappe sanguine coupée de cordons renfermant des éléments de la pulpe semblables à ceux signalés précédemment.

Le *foie* montre une dilatation des veines sus hépatiques dont la paroi est fibreuse et notablement épaissie.

Les espaces portes sont petits avec vaisseaux et collapsus. Quelques néo-canalicules. Endartérite légère. Congestion des capillaires intertrabéculaires de la zone intermédiaire.

Tuméfaction trouble accusée des cellules et nécrose de coagulation de certaines d'entre elles.

Dégénérescence graisseuse (acide osmique) généralisée mais à granulations fines plus spécialement péri-sus-hépathiques.

Les *reins* offrent une capsule normale ; congestion sous-capsulaire. Thrombose artérielle et petites plaques endartéritiques dans la substance corticale. Dégénérescence hyaline de quelques artérioles. Congestion des pyramides, sang dans les tubes droits, ailleurs cylindres épithéliaux.

Dégénérescence granulo-graisseuse (acide osmique) assez avancée dans les tubes contournés ; quelques cellules nécrosées. Congestion glomérulaire.

OBSERVATION II (*personnelle*).

G.., jardinier, trente-cinq ans soigné depuis le 19 février à l'Hôtel-Dieu, salle Saint-Denis, lit n° 14.

Ce malade a présenté à diverses périodes de sa vie des attaques de rhumatisme articulaire aigu.

On constate au niveau de la pointe du cœur un *souffle systolique avec roulement diastolique.* Anasarque très accusé. Léger nuage d'albumine dans les urines qui sont rares.

Décès le 23 mai.

AUTOPSIE.

Le *cœur* n'est pas très volumineux, l'oreillette gauche n'est guère dilatée mais présente un épaississement blanchâtre de l'endocarde. La mitrale présente un rétrécissement mitral en museau de tanche admettant la pulpe de l'index, à lèvres indurées, calcifiées et végétantes, insuffisantes.

L'endocarde du ventricule gauche est épaissi. Les cordages tendineux rétrécis et indurés, les piliers sclérosés. Rien au cœur droit.

La *rate* est un peu grosse pesant 300 grammes, à section rouge sombre, violacé, ferme. Pas d'infarctus.

Le *foie* est de volume augmenté, pesant 1.750 grammes; sa surface est raboteuse. La section est ferme et violacée et laisse écouler beaucoup de sang.

Les *reins* sont de volume moyen, sans lésions appréciables.

Les *poumons* sont tous les deux le siège de congestion avec œdème, petits infarctus du volume d'un pois et d'une noisette. Pas de tuberculose.

EXAMEN HISTOLOGIQUE.

La *rate* présente de la périartérite et de l'endartérite oblitérante dans un grand nombre de corpuscules de Malpighi. Ces derniers sont atrophiés et dans un grand nombre de follicules cette atrophie est très prononcée.

La capsule externe de la rate ainsi que les septa conjonctifs ne sont pas hypertrophiés, il n'existe pas de fausses membranes à la surface de la capsule. Les veines sont pleines de sang mêlé à de nombreux globules blancs appartenant aux différentes variétés. La pulpe est très fortement et uniformément congestionnée, on y constate entre les globules rouges d'assez nombreuses hématies nuclées, mais pas de myélocytes, on observe surtout des mononucléaires et des formes de passage ainsi qu'un certain nombre de polynucléaires et des lymphocytes. Pas de pigment ni de macrophages.

Le *foie* montre des lacs hémorragiques nombreux. Congestion excessive péri-sus-hépatique. Atrophie trabéculaire. Pas de dégénérescence graisseuse. Catarrhe manifeste des canaux biliaires.

Les *reins* ne montrent pas de congestion mais de la tuméfaction trouble des cellules du tubuli.

Les *poumons* sont le siège d'une congestion intense avec hémorragies nombreuses à contours festonnés, nombreu-

ses alvéoles rupturées et pleines de sang, très peu d'anthra-
cose. Épaississement des parois alvéolaires. Dans certains
points, alvéoles emphysémateuses. Nombreuses cellules
volumineuses et chargées de pigment, visibles dans les
alvéoles.

OBSERVATION III (*personnelle*).

J... soixante-quatre ans. *Insuffisance aortique* d'origine athéromateuse. *Asystolie.* Arythmie. Ethylisme. Pièces d'autopsie recueillies le 18 mars 1907 à l'hôpital de la Charité.

Autopsie. — « *Cor bovinum* », pas de sclérose du myocarde, cœur dilaté. Insuffisance aortique. Plaques d'athérome au niveau de l'origine de l'aorte, quelques autres plaques plus discrètes sur l'aorte thoracique. Dilatation de la première portion de l'aorte.

Foie sans périhépatite ni granulations, un peu ferme, pas de lithiase. Poids : 1.450 gr., nettement muscade.

Un petit angiome biliaire du volume d'un grain de chenevis.

Au microscope congestion péri-sus-hépatique avec, à ce niveau, atrophie cellulaire intense. Épaississement des veines sus-hépatiques avec début de cirrhose pénicillée.

Pas de sclérose portale. Endartérite de moyen degré.

Léger catarrhe de canaux biliaires. Dégénérescence granulo-pigmentaire.

Reins congestionnés de volume normal, fermes un peu granuleux avec dépressions cicatricielles.

Rate pesant 289 grammes, sans périsplénite ; capsule tendue ; forme conservée. Un gros infarctus blanc jaunâtre, (grosse noix) à l'extrémité supérieure. Un autre semblable (gros pois) au niveau de la partie moyenne du bord antéro-interne. Pulpe ferme rouge-noir, tractus visibles et fins, corpuscules visibles non saillants.

Histologiquement on voit seulement sur les frottis des globules rouges normaux, des grands mononucléaires non granuleux, quelques polynucléaires et formes de passage, enfin d'assez rares lymphocytes.

Le petit infarctus est assez ancien : à ce niveau on voit les septa conjonctifs très épaissis et nécrosés : les veines énormément dilatées renferment encore des globules rouges bien conservés, tout autour de ces septa sont des blocs pigmentaires ocreux, rougeâtres, se colorant en bleu par le ferrocyanure de potassium, suivi de montage dans la glycérine acidifiée de quelques gouttes d'acide chlorhydrique (réactions du fer de PERLS) : il semble que ce pigment sidérique soit constitué plus particulièrement de cristaux d'hématoïdine. Les artères sont épaissies et oblitérées, la pulpe, au voisinage des parties nécrosées, est dense, non aréolaire, formée de mononucléaires et de très nombreuses cellules fusiformes conjonctives, on y trouve quelques hémorragies.

Le gros infarctus est plus récent peut être, les cloisons sont moins épaissies mais les artères entièrement obstruées. Veines dilatées et congestionnées, tissu pulpaire en partie remplacé par du tissu conjonctif adulte, semé de noyaux fusiformes, avec dépots de pigment ferriques brun-noirâtre, peu nombreux. On voit dans ce tissu quelques capillaires dilatés, près de quelques artères obstruées sont quelques lymphocytes, vestiges de corpuscules.

En dehors de ces infarctus le tissu splénique est très modifié, les artères des corpuscules offrent un épaisissement net et dense de leur adventice conjonctive : quelques-unes d'entre elles offrent des grains calcaires dans leur intérieur, d'autres paraissent oblitérées. Atrophie de certains corpuscules qui ont disparu pour ainsi dire dans d'autres points.

Sclérose trabéculaire avancée de la pulpe étendue mais majeure auprès des corpuscules avec pigment sanguin disséminé. Congestion intense surtout près des septa conjonctifs avec atrophie des cordons de la pulpe, presque tous les éléments de cette pulpe sont mononuclées.

CHAPITRE III

Rate amyloïde.

La rate atteinte de dégénérescence amyloïde offre, le plus souvent, comme on le trouve écrit dans la plupart des traités classiques d'anatomie pathologique, l'aspect connu sous le nom de rate « sagou ».

L'organe apparaît d'ordinaire un peu hypertrophié, de consistance plus dure qu'à l'ordinaire. Sur la coupe on voit la pulpe de couleur rouge brun ou gris rougeâtre laissant voir à la place des follicules de Malpighi normaux et blanchâtres, des grains plus volumineux que les corpuscules normaux, transparents, hyalins, bruns clairs, ressemblant à des grains de sagou cuits.

Cet aspect est dû à la transformation amyloïde des corpuscules.

Ziegler (1) auquel nous empruntons cette description ajoute que secondairement, ou bien encore primitivement, lorsque la dégénérescence envahit la pulpe proprement dite de la rate, il en résulte une induration et une coloration plus diffuses de l'organe, aspect dit rate « lardacée ».

(1) Ziegler : *Tr. d'anat. pathol.* (Édit. franç., Paris, 1897), t. II, p. 118 et 119.

La description macroscopique précédente, vraie quand il s'agit de dégénérescence amyloïde poussée à un degré élevé nous semble devoir, d'après nos constatations personnelles, devoir être plus exactement formulée comme il suit.

Les aspects classiques sont rarement constatés, d'autant qu'il convient de se rappeler que, avec le rein, la rate est le viscère le plus fréquemment touché par la dégénérescence amyloïde, c'est ainsi que sur quatre-vingts autopsies d'amyloïde, Hoffmann a trouvé le rein atteint soixante-dix sept fois et la rate soixante-quatorze fois.

Cette fréquence de l'amyloïde splénique est à opposer à la rareté avec laquelle on observe l'aspect « sagou » de la rate et surtout l'aspect « lardacé ».

Aussi devons-nous considérer la rate cireuse ou lardacée de Virchow comme exceptionnellement réalisée, le plus souvent, en effet, la rate amyloïde est augmentée de volume mais dans des proportions modérées : elle pèse le plus souvent 200 à 300 grammes, parfois cependant jusqu'à 500 grammes, rarement davantage. Exceptionnellement elle est atrophiée.

Ses bords sont mousses et arrondis, spécialement le bord antéro-interne, sa capsule est épaissie, mais uniformément et d'aspect légèrement blanchâtre et lavé. Il peut exister de la périsplénite sous forme d'adhérences péritonéales, plus rarement de plaques fibro-calcaires.

A la section la rate n'est pas mollasse ni pâteuse, comme l'ont écrit quelques auteurs, elle est, soit de consistance moyenne, soit plus souvent assez ferme sans cependant être dure. Sur la surface de coupe on observe le plus ordinairement un aspect rouge vermeil, un peu luisant et glacé, sur lequel tranchent plus ou moins, dans les cas habituels, des figures arrondies parfois légèrement saillantes de 1 à 3 millimètres de diamètre, d'un rouge plus clair et plus translucide, ou au contraire piquetés de points noirâtres comme pigmentés.

Comme nous le verrons plus loin ces formations, régulièrement disposées au sein de la pulpe splénique, ne sont autres que les corpuscules de Malpighi altérés, les points noirâtres observés correspondent à des lésions hémorragiques siégeant au niveau de ces corpuscules.

Nous allons maintenant passer à l'étude histologique des lésions. En ce qui concerne notre technique nous n'avons rien de particulier à en dire si ce n'est que la fixation à l'alcool parait devoir être recommandée pour l'amyloïde ; cependant le formol convient néanmoins ; les liquides à base de bichromates sont à déconseiller. Pour la recherche des réactions spéciales à la substance amyloïde nous avons utilisé la gomme iodée qui colore en brun acajou les parties dégénérées, le violet de Paris (CORNIL) qui employé en solution aqueuse suivie de lavage à l'eau acidulée d'acide acétique, colore ces mêmes régions en rouge sur fond violet.

D'autres procédés ont été signalés : la safranine, le violet de gentiane, la safranine acide picrique-négrosine (OBRZUT), le violet de gentiane-vésuvine (HIRSCHFELD), etc. mais nous avons préféré nous en tenir aux méthodes classiques et sûres qui ont fait leurs preuves, de préférence à des méthodes souvent aléatoires ou nécessitant des manipulations compliquées et délicates.

Ce qui frappe à première vue, à l'examen d'une coupe de rate amyloïde, c'est la topographie des lésions.

Contrairement à ce que l'on croit d'habitude la lésion ne débute pas par le centre du corpuscule de Malpighi ou du moins par le centre anatomique du corpuscule, l'artère pénicillée du corpuscule, appelée encore artère centrale, bien que parfois elle soit excentrique au follicule. La substance amyloïde apparaît au début dans la partie périphérique de ce dernier c'est-à-dire au niveau des strates lymphocytiques les plus externes.

On voit alors que le tissu réticulé du corpuscule est comme imbibé, gonflé, à limites diffuses, formant des sortes de cordons ou boyaux irréguliers et variqueux d'aspect homogène, anhyste et hyalin sur les sections colorées par les procédés habituels en rose par le violet de Paris.

Rapidement ces cordons se fusionnent en une nappe uniforme ou d'apparence vaguement craquelée. Les lymphocytes disparaissent rapidement de ce tissu, néanmoins on en voit quelques unités éparses et disséminées mêlées à des cellules plates d'aspect endothélial.

Au centre de cette nappe circulaire persistent pendant assez longtemps les strates lymphocytiques les plus internes et les plus rapprochées de l'artère du corpuscule. On peut évaluer environ au quart ou au huitième dans la majorité des cas l'étendue de la surface du corpuscule persistante. Le tissu lymphoïde ne présente pas de modification.

L'artériole de follicule de Malpighi est en général lésée, mais sa lésion semble le plus souvent postérieure ou parfois tout au plus contemporaine à la lésion de la partie périphérique du corpuscule lymphoïde.

CORNIL et RANVIER(1) avaient déjà explicitement noté que parfois l'artère est indemne alors que le corpuscule a déjà subi la métamorphose amyloïde.

La lésion artérielle se manifeste d'abord par un gonflement de la tunique moyenne qui devient homogène et anhyste, se teignant en brun par l'iode, en rose par le violet de Paris. En même temps, la couche la plus externe conjonctive lâche de l'artère, semble œdématiée.

Puis, secondairement et par suite de l'épaississement amyloïde des parois artérielles, celles-ci s'accolent et la lumière du vaisseau disparaît et devient méconnaissable.

C'est à cette obstruction que l'on peut attribuer les phénomènes hémorragiques secondaires que l'on peut considérer comme l'aboutissant ultime de la transformation amyloïde de la rate, phénomènes donnant lieu aux altérations suivantes.

Des lacunes hémorragiques apparaissent au sein des lésions précédemment décrites. Celles-ci s'observent soit au centre des corpuscules non encore entièrement disparus, mais dont l'artère a subi la transformation amyloïde, soit au sein des nappes amyloïdes arrondies substituées aux corpuscules de Malpighi.

Dans ce dernier cas, on constate un petit lac sanguin formé de globules rouges intacts serrés, mêlés à de nombreux globules blancs surtout mononuclées, ceux-ci sont toujours abondants, et le fait n'a rien d'étonnant. On sait que lorsque la circulation est ralentie comme dans les an-

(1) CORNIL ET RANVIER : *Man. d'histol. pathol.*, 3ᵉ édit. 1907, t. III, p. 1113.

giomes caverneux, etc.., les leucocytes s'accumulent dans les cavités angiomateuses. Il en est de même dans toutes les hémorragies où la circulation n'est pas absolument interrompue.

Quoiqu'il en soit, on voit presque constamment dans le lac sanguin des blocs amyloïdes plus ou moins nombreux de formes, dimensions et contours variables, ils varient en grosseur du diamètre d'un ou de plusieurs globules rouges à dimensions d'un quadrilatère mesurant de 10 à 20 mm. sur 4 à 7 mm. comptés au micromètre de Leitz.

Ces blocs sont le plus souvent isolés ou parfois réunis à plusieurs par des prolongements amyloïdes : leurs bords sont irréguliers mais unis, parfois ils présentent quelques incisures. Ils se teignent en rose par le violet de Paris, mais leur périphérie se teinte moins vivement que le centre.

Le lac sanguin lui-même est bordé par un tissu amyloïde à contours irréguliers, déchiquetés mais unis, présentant parfois des incisures. En somme, il semble que la première sanguine ait fait éclater la nappe amyloïde comme un morceau de mica ou de verre mince dont des éclats se retrouveraient sous forme de blocs au sein de l'hémorragie.

Lorsque l'hémorragie se fait au sein d'un corpuscule non encore entièrement transformé, on n'observe guère de blocs dans l'épanchement, dans tous les cas ils sont moins nombreux et plus petits, la paroi du lac sanguin est moins irrégulière et à quelque distance de cette bande amyloïde on reconnaît des lymphocytes épars à sa périphérie. Cette paroi n'est autre que l'ancienne paroi artérielle. En dehors de la zone lymphocytique, on voit une seconde zone amy-

FIG. 3

Topographie classique de la dégénérescence amyloïde.

(*d'après* ZIEGLER).

a) Coupe transversale d'une artériole folliculaire.
b) Foyer amyloïde.
c) Pulpe splénique.
d) Trabécule conjonctive.

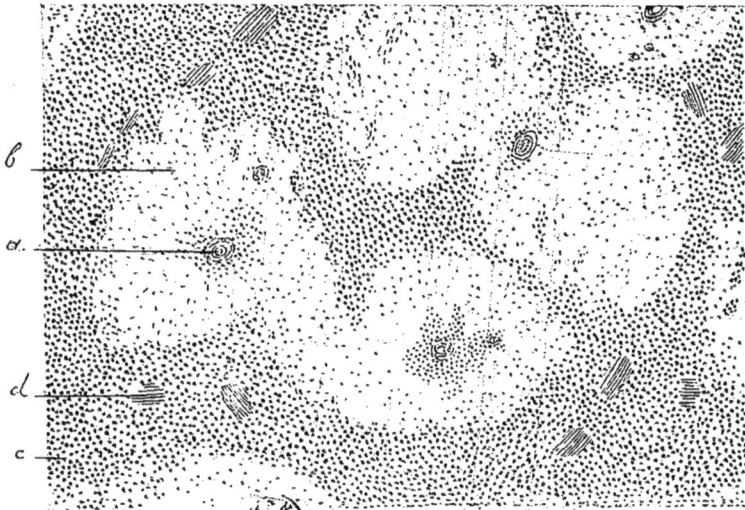

FIG. 3
TOPOGRAPHIE CLASSIQUE DE LA DÉGÉNÉRESCENCE AMYLOIDE.
(*d'après* ZIEGLER).

FIG. 4

Rate amyloïde.

Premier stade des altérations : on voit un corpuscule amyloïde dont l'artériole centrale, non dégénérée, est encore entourée d'un certain nombre de lymphocytes, reste du follicule lymphatique.

Grossissement de 100 D.

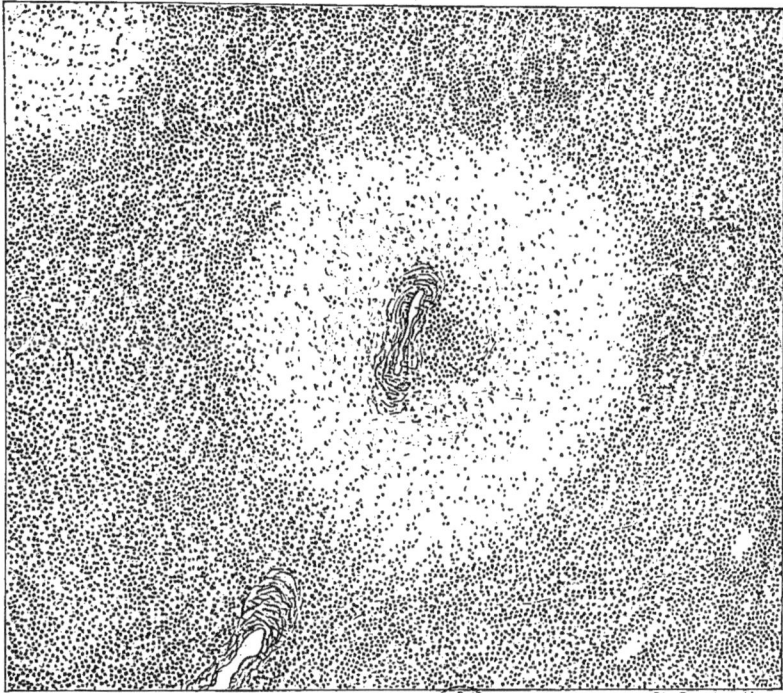

FIG. 4
RATE AMYLOÏDE

Ch. Constantin.

FIG. 5

Rate amyloïde.

Stade ultime des altérations. On voit une zone amyloïde renfermant
un lac sanguin de rupture dans lequel baignent de nombreux blocs amyloïdes. Dans ce lac, fait saillie, un bourgeon amyloïde qui résulte de
l'oblitération de l'artère du corpuscule.

Grossissement de 100 D.

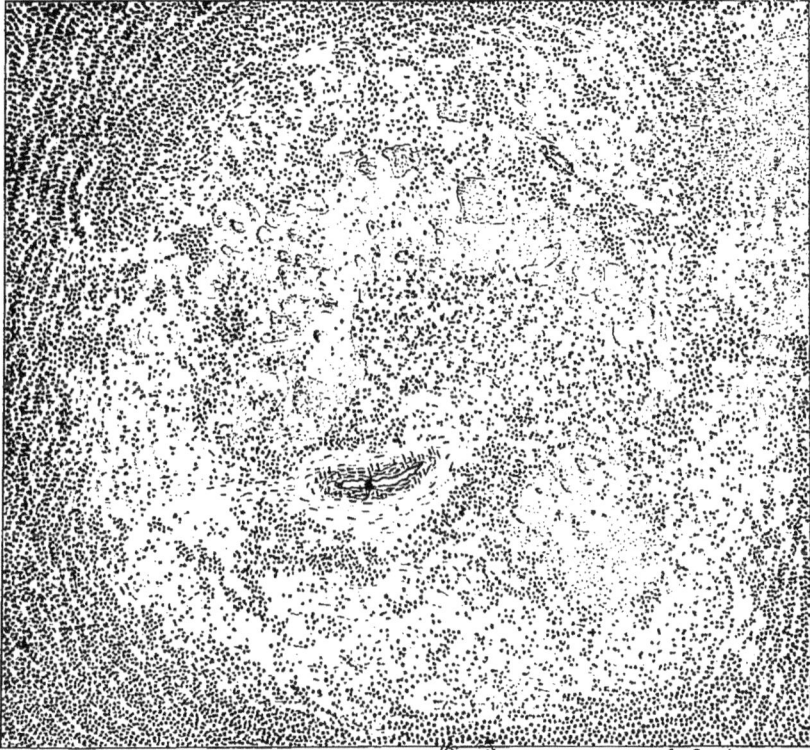

FIG. 5
RATE AMYLOIDE

Ch. Constantin.

loïde circulaire correspondant à la dégénérescence de la périphérie du follicule.

Dans le cas où l'hémorragie se produit dans une nappe amyloïde péri-folliculaire, le sang peut fuser en deçà et donner lieu à des aspects variés sur les coupes, c'est ainsi qu'on peut voir une artère altérée, entourée de quelques lymphocytes, isolée, au centre d'un lac sanguin de rupture, ou bien encore on voit une artériole coupée tangentiellement et obstruée à une de ses extrémités qui est coiffée d'un champignon de tissu amyloïde, baignant en plein au centre d'un lac sanguin.

Nous avons fait figurer dans deux de nos dessins quelques-uns de ces aspects que présentent les hémorragies.

Dans l'un on voit un lac avec blocs, dans l'autre une extrémité artérielle isolée au centre d'une hémorragie.

Obrzut a très bien vu avant nous (1) la relation de contiguité existant entre les zônes de tissu présentant les réactions de l'amyloïde et le sang renfermé dans les vaisseaux de la rate ou les foyers hémorragiques de rupture.

Il a décrit, de plus, les blocs amyloïdes isolés comme de véritables séquestres au sein de ces épanchements sanguins.

Aussi établit-il des rapports histogénétiques entre les globules rouges et la substance amyloïde. Pareils rapports avaient déjà été signalés entre la fibrine et la substance amyloïde par Friedreich, Chrousyczewski, Jurgens.

D'autre part, il résulterait des recherches expérimentales de Pétrone (2), antérieures aux précédentes, que l'effu-

(1) A. Obrzut : *Arch. de médec. expérim.*, mars 1900, p. 203.
(2) G. A. Petrone : *Arch., de médec. expérim.*, sept. 1898, p. 682.

sion de pigment hématique dans les tissus ferait prendre
à ces derniers les mêmes colorations spéciales que la substance amyloïde, d'où l'hypothèse de cet auteur que celle-
ci ne serait autre qu'une transformation particulière des
tissus dûe à une lente infiltration de pigment sanguin
dans les tissus.

Il nous paraît plus logique d'admettre avec Lefas (1)
que la dégénérescence amyloïde n'est autre qu'une forme
particulière de nécrose de coagulation (*nécrose hyaline* de
quelques auteurs) déterminée par des substances toxiques
ou toxiniques véhiculées par le torrent circulatoire. Cet auteur s'appuie sur des faits de technique, sur divers faits
expérimentaux notamment ceux de Krawkow (2) et de
Roullin (3), ainsi que sur des cas d'amyloïde apparus au
cours d'infections aiguës hypertoxiques (4). Cette hypothèse cadrerait bien avec ce que nous avons constaté, après
Obrzut, des rapports de contiguité existant entre le sang
circulant et les zones de tissu amyloïde.

Dans le cas qui nous occupe nous n'avons jamais observé les altérations des globules rouges, décrites par Obrzut, consistant en plasmorrhexis et plasmoschisis, de plus,
contrairement à l'hypothèse de Pétrone, nous n'avons pas
observé de pigment sidérique dans les rates amyloïdes.

Jusqu'à présent nous n'avons étudié, en somme, que le
corpuscule de Malpighi et son artère, il nous reste à par-

(1) Lefas : *La Clinica moderna*, 1903, n. 32.
(2) Krawkow : *Arch. de méd. expérim.*, janvier 1896, p. 106.
(3) P. Roullin : *Thèse de Paris*, 1900 (tartre stribié).
(4) V. Comba : *Lo spérimentale*, 1901, p. 337 (diphtérie gangréneuse).

ler de l'état de la pulpe splénique et du système conjonctif de cloisonnement de la rate.

Ce dernier ne nous a paru modifié qu'en ce qui concerne la capsule externe de la rate. En effet, les septa conjonctifs qui en partent ne nous ont pas paru hypertrophiés ni
dégénérés, les veines qui y sont contenues sont dilatées
et pleines de sang, les éléments lymphatiques y sont
assez nombreux (surtout les éléments mononuclées), mais
cela est la règle en ce qui concerne le sang veineux splénique. Contrairement à ce que nous avons vu écrit dans certains traités, il n'y a pas de lésions veineuses proprement
dites.

En revanche, la capsule de la rate amyloïde est toujours
épaissie. Elle est libre à sa surface ou adhère à des fausses
membranes péritonéales, organisées et vascularisées dont
l'étude n'a qu'un seul intérêt banal.

La capsule proprement dite offre à considérer dans les
cas qui nous occupent, deux zones, l'une externe plus
épaisse, représentant les cinq sixièmes environ de l'épaisseur totale, l'autre profonde interne, contiguë au parenchyme splénique.

La première zone externe est formée de tissus fibreux,
hyalin, très dense, stratifié, semé çà et là de cellules d'aspect endothélial à noyau allongé parallèlement aux strates capsulaires, à extrémités effilées, cette zone est conjonctive, ne se teinte pas très fortement par l'éosine et
n'offre pas les réactions de l'amyloïde.

La zone profonde laisse voir les éléments cellulaires
épars conjonctifs peu nombreux, mais présente un aspect,
différent de la précédente, elle n'a pas l'apparence stra-

tifiée, est homogène, se teinte vivement par l'éosine et donne la réaction de l'amyloïde dans la plupart de ses points.

Enfin, il nous reste à étudier l'état de la pulpe splénique, celle-ci nous a semblé dans les cas purs (en dehors de la tuberculose) peu modifiée, elle est formée d'éléments appartenant à la catégorie des grands et des moyens mononucléaires non granuleux, mêlés à quelques lymphocytes et à quelques polynucléaires, les formes mononucléaires de passage, rares au début, sont nombreuses dans les cas où les altérations sont déjà anciennes. On ne voit pas de macrophages et on ne trouve pas de transformation myéloïde ; enfin il n'existe pas de pigment sanguin, du moins dans les cas examinés par nous.

Dans les cas où la tuberculose est en jeu on trouve parfois quelques rares cellules géantes, celles-ci occupent la zone limitante située entre la pulpe et les zones amyloïdes, leur couronne de noyaux est rarement complète mais elles sont très reconnaissables : le centre de la cellule géante est homogène, hyalin d'aspect et se teint en rose par le violet de Paris.

Dans les cas très anciens la transformation amyloïde peut atteindre la pulpe mais y est toujours assez modérée, elle frappe le réticulum qu'elle épaissit, refoulant les éléments de la pulpe qui se tassent les uns contre les autres offrant alors, entre les tractus amyloïdes, des aspects assez particuliers d'amas ou de boyaux simulant, s'il nous est permis cette comparaison, l'aspect des tubes épithéliaux pleins d'un épithélioma en voie de transformation carcinomateuse. Mais, nous le répétons, cet aspect est rare et le plus souvent le sujet succombe avant que la transforma-

tion amyloïde ait atteint, dans la rate, ce degré. Ajoutons
que les strates amyloïdes envahissant alors la pulpe semblent en continuité avec les zones amyloïdes corpusculaires dont nous avons étudié précédemment la répartition,
et qu'elles semblent succéder à la dégénérescence du
bouquet terminal des artérioles pénicillées au-delà des
corpuscules.

Voici maintenant deux observations montrant les deux
études des lésions.

OBSERVATION IV (*inédite*).

Ch.... (Marie), corsetière, âgée de trente-et-un ans, entre le 18 mars à l'hôpital de la Charité, salle Andral, lit n° 17. Elle se plaint d'accès quotidiens de fièvre, ces accès s'accompagnent de douleurs abdominales et épigastriques. Le malade présente de plus de l'anorexie et de fréquents vertiges.

Les antécédents héréditaires sont les suivants : les deux grands-pères de la malade sont morts très âgés ; les grands-mères sont mortes d'accidents. Le père et la mère sont vivants et en bonne santé.

La malade a eu six frères ou sœurs : deux d'entre eux sont morts de méningite à l'âge de quelques mois ; les autres sont bien portants.

La malade née en Sologne a eu la rougeole à l'âge de quatre ans, à treize ans elle a contracté, au mois de juin, des fièvres intermittentes.

A l'âge de quatorze ans les règles sont apparues régulièrement, à vingt-et-un ans elles sont devenues irrégulières.

A 22 ans, elle a subi à l'hôpital Lariboisière (service de M. Peyrot) une hystérectomie abdominale.

Elle a de plus présenté deux érysipèles de la face, l'un à l'âge de quatorze ans, l'autre à l'âge de vingt-huit ans.

La malade n'est pas alcoolique.

Chaque année, vers le mois de février, apparaissent de

nouveaux accès intermittents palustres, matutinaux, avec frisson et sueurs : la quinine a produit de notables améliorations. Ces accès duraient deux à trois semaines.

Depuis trois ans il existe fréquemment des douleurs épigastriques violentes, survenant la nuit et durant quelques heures d'abord ; courbature, difficulté de tolérer le port du corset.

A l'examen la malade paraît pâle et affaiblie, la bouche est sèche, la température est de 39°.

L'examen des poumons et du cœur est négatif ; pas de troubles nerveux ; pas de stigmates d'hystérie.

Les urines renferment un nuage d'albumine.

Le foie déborde de deux travers de doigt une ligne horizontale passant par l'ombilic : il est donc notablement hypertrophié.

Il en est de même de la rate qui est perceptible à la palpation profonde : elle mesure verticalement 18 centimètres.

La numération du globule du sang (appareil de Thomas) donne :

Globules rouges	4.560.000
Leucocytes	8.500

Les plaquettes sont nombreuses ; peu de leucocytes mélanifères. La recherche des hématozoaires et le calcul de la formule leucocytaire n'ont pas été faits.

Dans les jours qui suivent l'admission de la malade on constate des douleurs abdominales et épigastriques violentes, des sueurs nocturnes, des vomissements muqueux et alimentaires. Le décubitus latéral droit est impossible et donne lieu à la dyspnée. La température présente des oscillations. Le 11 avril, épistaxie surtout marquée du côté de la narine droite.

Le 16 mai la malade quitte l'hôpital mais y rentre le 12 septembre, elle présente alors de l'ascite, du tympanisme abdominal et une circulation collatérale. Albumine dans les urines. Rate et foie très volumineux.

La paracentèse de l'abdomen donne issue à cinq litres de liquide jaunâtre, séro fibrineux.

Le 1er octobre la malade entre dans le coma et succombe quatre jours après (5 oct.) après avoir présenté plusieurs hématémèses assez abondantes, de sang rouge vif.

Autopsie. — Le 7 octobre.

La cavité abdominale présente deux litres de liquide ascitique ; il n'y a ni lésions péritonéales ni adhérences.

La *rate* très grosse pèse 500 grammes, elle a conservé sa forme ; il existe une périsplénite fibreuse moyennement épaisse formant une symphyse totale.

A la coupe, la rate est ferme, la section est rouge foncé et sur cette section on voit des points noirâtres arrondis, régulièrement répartis, non saillants.

Pas de tubercules.

Le *foie* pèse 2.200 grammes, il offre l'aspect du foie glacé dû à une coque de périhépatite blanchâtre occupant toute la face convexe et la face inférieure du lobe droit, cette coque a de 1 à 5 mm. d'épaisseur. La vésicule biliaire est comprise dans le tissu de périhépatite et est réduite à une cavité du volume d'une noix renfermant une bile brunâtre.

Le foie est dur à la coupe et le doigt y enfonce avec peine, la surface de section est pâle, sèche, exsangue, brillante, sans tubercules ni granulations cirrhotiques ni bandes scléreuses visibles.

Le pancréas pèse 85 grammes, il est très ferme. Les reins pèsent 180 et 170 grammes, la substance corticale est diminuée, pas de congestion ni de périnéphrite.

L'estomac et l'intestin ne montrent rien de particulier.

Les poumons n'offrent ni tubercules, ni symphyse pleurale mais de la congestion simple et légère. Le cœur est petit et ferme sans péricardite ni lésions valvulaires.

Aorte sans lésions.

EXAMEN HISTOLOGIQUE. — La *rate* montre une capsule épaissie formée de tissu conjonctif adulte recouvert de fausses membranes péritonéales. Pas d'infiltration embryonnaire à ce niveau.

Les travées conjonctives ou septa sont fibreuses et légèrement épaissies, les veines de ces septa sont dilatées, remplies de sang, avec nombreux leucocytes.

Endartérite et début de thrombose artérielle, à ce niveau on voit des cellules endothéliales gonflées et mélangée de leucocytes.

La pulpe est surtout formée de petits mononucléaires et donne dans certains points la réaction de l'amyloïde.

Pas de pigmentation.

Dans la pulpe, à la place de la plupart des corpuscules de Malpighi, on voit des taches homogènes donnant la réaction de l'amyloïde ; dans d'autres points il y a des lacs sanguins dont la paroi amorphe donne aussi la réaction et dans lesquels on voit des blocs également amyloïdes.

La capsule du *foie* est très épaissie, fibreuse, adulte, avec traînées embryonnaires paraissant suivre les fentes lymphatiques, pas de cirrhose par pénétration, c'est-à dire qu'aucun prolongement conjonctif émané de cette capsule ne pénètre le tissu propre du foie.

Ce dernier est presque entièrement amyloïde (iode, violet de Paris) et homogène, coupé par places par des travées de cellules hépatiques aplaties et se colorant encore.

Pas de pigment.

Légères granulations graisseuses dans quelques-unes des cellules encore colorables (acide osmique).

Veines sus-hépatiques épaissies, dilatées. Espaces portes un peu élargis, avec veine porte diminuée de calibre, endo-mésartérite des artères hépatiques, pas de congestion portale. Nombreux leucocytes dans les canaux biliaires. Pas de néo-canalicules.

Les *reins* montrent par l'acide osmique un certain degré de dégénérescence granulo-graisseuse. Pas de sclérose. Cylindres hyalins et granuleux. Une partie des glomérules et des artères de la corticalité donnent les réactions de l'amyloïde.

OBSERVATION V (personnelle).

D... (Jules), quarante-trois ans, orthopédiste, entré à l'Hôtel-Dieu, en chirurgie, salle Saint-Landry pour une tumeur blanche non fistuleuse de l'articulation du genou droit.

Quelques jours après son entrée, le 8 mai, dans l'après-midi ce malade est frappé d'ictus, on constate une hémiplégie droite ; pas de myosis ni de déviation conjuguée. Les urines très claires et abondantes renferment des flots d'albumine.

Le malade dans le coma est transféré salle Saint-Denis, lit n° 2.

Il reste dans cet état jusqu'au 20 mai et meurt après avoir présenté du côté gauche, non paralytique, des convulsions toniques.

Autopsie . — Le 21 mai.

Le *cerveau* renferme sur l'hémisphère gauche un foyer de ramollissement rouge du volume d'une pièce de deux francs au niveau du pied de la deuxième frontale. Autre foyer récent occupant le fond de l'insula.

La *rate* est de moyen volume, de consistance moyenne, rouge groseille avec points arrondis rouges mais plus clairs et plus transparents. Pas d'adhérences. Capsule épaissie régulièrement.

Le *foie* à l'apparence du foie graisseux.

Les *reins* ont deux fois les dimensions normales, ils sont blanchâtres, très fermes, élastiques. A la coupe, toute la substance corticale, très épaissie, a un aspect blanchâtre, homogène, exsangue et lardacé. Les pyramides sont normales.

Le cœur est un peu gros, large plaque ancienne de péricardite, léger exsudat fibrineux plastique (dépourvu de bacilles de Koch), au niveau de la partie antérieure de la base.

Le poumon droit présente une symphyse pleurale totale. Les deux poumons offrent des lésions bacillaires du deuxième degré.

L'articulation du *genou* renferme une synovie opalescente et quelques grumeaux fibrineux. La synoviale est très épaissie d'aspect lavé avec quelques fongosités.

EXAMEN HISTOLOGIQUE. — La *rate* présente une transformation amyloïde de la périphérie de tous les corpuscules de Malpighi, quant à l'artère centrale dont la tunique la plus externe est œdémateuse, elle est intacte dans environ le tiers des follicules, dans les autres elle a subi la transformation amyloïde (violet de Paris) de sa couche moyenne et sa lumière est très rétrécie, cependant cette lumière est encore indiquée par quelques éléments cellulaires colorables.

La capsule est épaissie, formée de deux couches, l'externe fibreuse hyaline, la profonde, amyloïde. Les septa ne sont pas épaissis et leurs veines dilatées et pleines de sang avec nombreux leucocytes ne sont pas altérées.

La pulpe est formée d'éléments mononucléés, surtout. On voit quelques cellules géantes, les unes aux confins des zones amyloïdes et de la pulpe, d'autres dans la pulpe elle-même, leur centre donne par les réactifs spéciaux la réaction de l'amyloïde. On n'a pas trouvé de bacilles de Koch sur les sections.

Le *foie* donne la réaction de l'amyloïde au niveau des seules artérioles hépatiques. Légère dégénérescence graisseuse.

Les *reins* montrent au niveau des glomérules et des vaisseaux les lésions typiques de l'amyloïde. Lésions de dégénérescence granuleuse et de nécrose au niveau des cellules des tubes contournés.

CHAPITRE IV

Rate cirrhotique.

Nous arrivons à la partie la plus difficile de notre travail et nous ne nous dissimulons pas combien il peut paraître osé de vouloir établir en quelques pages les caractères de la rate cirrhotique.

Nous possédons en effet déjà d'asssz nombreux travaux sur la question. Nous ne les passerons pas tous en revue, mais seulement quelques-uns d'entre eux ; mieux que toute dissertation, leur exposé montrera combien sont variés, et souvent en apparence contradictoires, les résultats auxquels sont arrivés les auteurs.

Nous avons choisi, parmi les plus récents et les plus qualifiés, ceux basés sur un grand nombre d'examens histologiques.

Cet exposé une fois terminé, nous aborderons les résultats de nos propres recherches qui, nous le disons de suite, concernent la seule cirrhose atrophique de Laënnec.

L'état de la rate dans la cirrhose du foie vulgaire ou atrophique a été minutieusement décrit par F. Azzurrini, l'assistant du célèbre professeur de Florence en a publié des figures remarquables (1).

(1) F. Azzurrini : *Lo Sperimentale*, 1902, fasc. V-VI, p. 597.

Les constatations d'AZZURRINI reposent sur vingt cas. Au début on observe une dilatation considérable des aréoles de la pulpe splénique et des capillaires de la zone périphérique des corpuscules de Malpighi. Ces aréoles sont remplies par des globules rouges en partie normaux mais dont beaucoup sont en voie de destruction, comme le prouve la présence de cellules globulifères, ainsi que d'amas et de granulations d'hémosidérines.On trouve dans les cellules des corpuscules et de la pulpe des lésions dégénératives peu intenses consistant en tuméfaction trouble et dégénérescence graisseuse.

A un second stade des altérations, la dilatation des aréoles sanguines de la pulpe et des capillaires de la périphérie des corpuscules est encore plus accusée. La destruction des hématies se constate encore par la présence d'hématoïdine. Les lésions cellulaires sont plus intenses et vont jusqu'à la nécrose de coagulation (nécrose hyaline, de l'auteur).

Enfin, à un dernier degré la congestion s'est encore accrue. Les cellules de la pulpe et des follicules sont en grande partie nécrosées ou réduites à des débris granuleux; rangés contre les parois des filaments du réticulum et mêlés à du pigment sanguin.

La capsule externe et les septa s'épaississent également. Les artères sont intactes dans les cas de cirrhose hépatique pure sans artériosclérose.

Il faut noter que les filaments du réticulum ne sont que disloqués mais non épaissis, car leur épaississement apparent tient à la juxtaposition de détritus cellulaires.

AZZURRINI oppose cet état de la rate dans la cirrhose

FIG. 6

Girrhose de la rate.

Stade ultime des altérations. Les artérioles épaissies figurées sur le dessin sont des artères corpusculaires dont le système lymphatique folliculaire a disparu. La pulpe est convertie en un tissu fibrillaire.

Grossissement de 115 D.

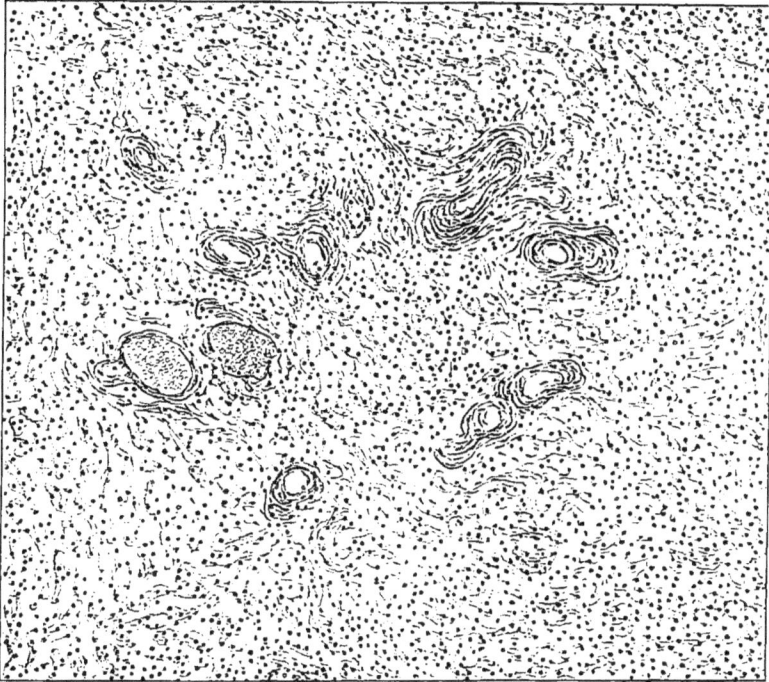

FIG. 6
CIRRHOSE DE LA RATE

Ch. Constantin.

FIG. 7

Atrophie des corpuscules de Malpighi dans la cirrhose du .oi

(*d'après* AZZURRINI).

c) Corpuscule.
s) Septum conjonctif.
p) Pulpe splénique congestionnée.

Obj. immers. 1/12. Ocul. 4

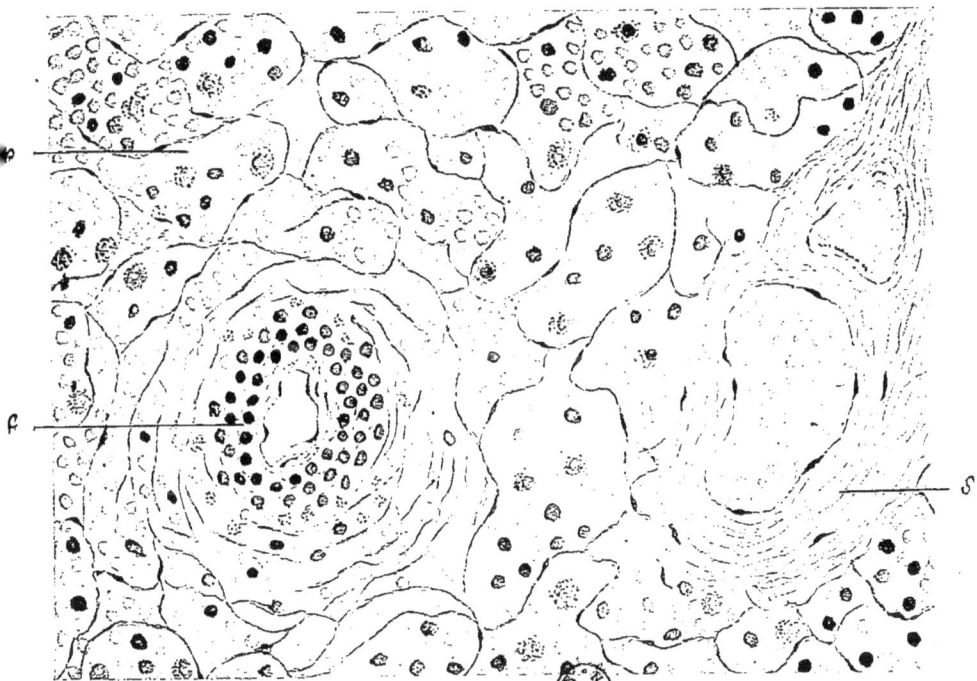

FIG. 7

ATROPHIE DES CORPUSCULES DE MALPIGHI DANS LA CIRRHOSE DU FOIE
(d'après AZZURRINI)

atrophique à ce qu'il a observé dans la maladie de Banti.

Dans ce dernier cas les altérations siègent dès le début et sont toujours majeures au niveau des corpuscules de Malpighi. Ceux-ci disparaissent par atrophie et disparition graduelle des zones de lymphocytes disposés autour de l'artère centrale du corpuscule en commençant par les travées les plus périphériques. Dans ce cas les dilatations vasculaires manquent, ou sont peu accusées, et la capsule terne et les septa ne sont pas épaissis notablement.

En résumé, dans la cirrhose vulgaire la sclérose porte sur ces derniers, dans la maladie de Banti elle porte sur la zone réticulée de la périphérie des corpuscules.

Les altérations cirrhotiques de la rate paludéenne ont, d'autre part, fourni a PAULESCO (1) des données intéressantes.

Il existe d'ordinaire un épaississement fibreux notable de la capsule, les septa conjonctifs qui en partent sont notablement plus volumineux qu'à l'état normal, ainsi que les parois vasculaires. La sclérose est concentrique à la section des artères corpusculaires et atteint son maximum à la périphérie des corpuscules, il est vraisemblable que ce soit en ce point que débute l'épaississement du réticulum, le corpuscule de Malpighi lui-même est atrophié. Quant à la pulpe, on y constate des capillaires très dilatés, remplis de sang et séparés par des bandes plus ou moins minces formées d'éléments persistants de la pulpe splénique, logés dans un réticulum épaissi. En somme, si nous avons bien compris la description de l'auteur, il y a deux processus : l'un d'origine capsulaire aboutissant à la

(1) PAULESCO, *Thèse de Paris*, 1897.

production de la périsplénite et à l'hypertrophie des septa conjonctifs, l'autre distinct ayant son siège dans le stroma proprement dit de la pulpe splénique et aboutissant à l'étouffement scléreux du corpuscule par mode concentrique.

Pour E. GAUCKLER (1) il n'y a point de lésions différentes de la rate dans les différentes cirrhoses, mais un processus histologique univoque passant par diverses phases. Il s'agit d'une sclérose hypertrophique portant sur le réticulum de la pulpe et ayant son origine dans un état hémolytique du sang, déterminant une réaction macrophagique plasmodiale et folliculaire. Cette sclérose est distincte de celles des grosses travées fibro-vasculaires (septa) qui est en relation avec l'hypertension portale. Le volume même de la rate est déterminé par un rapport qui s'établit entre l'intensité du processus hyperplasiant réticulaire (pulpaire) d'une part et le degré, d'autre part, du processus d'atrophie déterminé par la sclérose des septa fibro-vasculaires.

Telles sont du moins, à notre avis, les conclusions de l'auteur, dégagées de toute description de détail et de toute hypothèse pathogénétique dont abonde son travail du reste très étendu et très consciencieux.

GAUCKLER nous semble trop absolu dans ses conclusions : elles vont à l'encontre non seulement de celles d'AZZURRINI concernant la maladie de Banti mais encore de l'examen pratiqué par MILIAN (2) d'un cas de cirrhose hypertrophique pure de la rate sans altérations cirrhotiques du foie.

Dans ce cas là rate pesait 1.300 grammes, de sa capsule

(1) E. GAUCKLER : De la rate dans les cirrhoses. *Thèse de Paris*, 1905.
(2) G. MILIAN : Cirrhose hypertr. de la rate. *Bull. Soc. Anat.*, avril 1899, p. 384.

épaissie et fibreuse partaient d'énormes prolongements scléreux sillonnant le parenchyme. Le réticulum était lui-même épaissi. Les corpuscules de Malpighi atrophiés pour la plupart offraient des cellules normales, certains d'entre eux, dissociés par la sclérose, persistaient sous forme de groupes de lymphocytes isolés.

Nulle part on ne voyait de macrophages ni de pigment.

Les cellules de la pulpe étaient surtout constituées par des gros mononucléaires clairs, de rares polynucléaires, des lymphocytes et des globules rouges. Il n'y avait pas d'hématies nuclées. Enfin il existait par places de la congestion de la pulpe.

Nos constatations personnelles se sont bornées à l'étude de la rate dans la cirrhose vulgaire alcoolique du foie, de la variété atrophique.

Nous devons dire tout d'abord qu'il est impossible à notre avis de fixer un volume et un poids moyen de la rate dans ce cas. Rien n'est plus variable et la congestion ne permet pas d'expliquer à elle seule les variations de volume que l'on observe. Disons néanmoins que nos chiffres concordent avec la plupart de ceux des auteurs, c'est ainsi que nous avons trouvé sur une dizaine de cas un poids moyen de 400 à 415 grammes avec un maximum de 1000 grammes et un minimum de 140 grammes. Évidemment ce sont là des données approximatives et des statistiques portant sur un grand nombre de cas nous paraissant nécessaires pour établir une moyenne exacte avec quelque certitude.

Quoiqu'il en soit, disons en passant que dans les diverses cirrhoses, de l'avis des divers auteurs, on observe des

écarts semblables, c'est ainsi que dans la cirrhose hypertrophique biliaire de Hanot on a observé des rates pesant
de 450 grammes à 1.500 grammes ; dans la cirrhose palus-
tre on a vu des écarts variant entre 650 grammes et plusieurs kilogrammes (en moyenne 1000 grammes), enfin
dans la maladie de Banti on a noté des chiffres variant entre
1000 et 2.000 grammes, il en est de même dans les splé-
nomégalies dites primitives (DEBOVE et BRULH).

Dans la cirrhose atrophique l'aspect de la rate n'est
guère modifié au simple examen à l'œil nu, la capsule
présente souvent de petites taches opaques de périsplénite surtout sur sa face antéro-externe et au voisinage des
pôles, elle est modérément tendue, blanc jaunâtre. La
section est consistante et un peu augmentée, sans être cependant dure. L'aspect de la pulpe est jaunâtre par places,
plus rouges dans d'autres. On ne voit guère les corpuscules. Les frottis pratiqués à l'aide de la pulpe fraîche, fixés
à l'alcool absolu et colorés par les méthodes usuelles uti-
lisées pour l'examen du sang, ne décèlent ni hématies nuclées ni myélocytes c'est-à-dire aucun des éléments de la
série myéloïde.

L'étude des coupes fines après inclusion à la paraffine par
le procédé de l'huile de cèdre et sectionnées à 1/300ᵉ ou à
1/600ᵉ de millimètre nous fournissent des données extrê-
mement intéressantes. Tout d'abord il y a épaississement
fibreux, par places, de la capsule, modéré, sans infiltration
embryonnaire, cet épaississement n'est pas l'effet de plaques de périsplénite puisque l'on constate également une
augmentation de volume, modérée, du reste, des cloisons
conjonctives ou septa qui en partent.

Les artères des corpuscules présentent toujours des lésions, celles-ci consistent dans de l'épaississement fibreux de la tunique moyenne musculaire, cette mésartérite peut rétrécir le calibre de l'artère, mais celle-ci est perméable.

Les veines des septa sont dilatées et nettement congestionnées.

Ce qui frappe à première vue dans l'étude d'une préparation de rate de cirrhose de Laënnec c'est la difficulté que l'on a sur beaucoup de points de la section, à retrouver les follicules lymphatiques de Malpighi.

Certains ont complètement disparu, d'autres, et c'est le plus grand nombre, sont réduits à quelques strates lymphocytiques entourant l'artériole ou juxtaposés latéralement à elle, nulle part il n'y a de corpuscule offrant son volume normal.

Nous croyons donc le bien fondé des observations d'Azzurrini concernant l'état des corpuscules de Malpighi dans la cirrhose, malheureusement cet état qu'il a décrit dans la maladie de Banti nous l'avons retrouvé dans la cirrhose vulgaire du foie, ce serait encore là un argument prouvant qu'il n'y a pas de syndrome anatomique concernant la maladie de Banti.

Contrairement à ce que l'auteur précédent a écrit, nous n'avons pas vu d'altérations des lymphocytes persistants dans les corpuscules.

De même nous n'avons pas trouvé de pigment dans la pulpe dont nous allons étudier les lésions.

Celles-ci sont de deux ordres.

Tout d'abord une très forte sclérose réticulée, disposée en placards se voit de suite, ayant son maximum au voisinage des corpuscules, au niveau des ultimes pinceaux artériels qui semblent être entièrement fibreux et oblitérés. Les trabécules conjonctifs constituant cette sclérose sont denses, très pauvres en noyaux, entre eux les éléments de la pulpe sont raréfiés.

Cette sclérose envahit les corpuscules à leur périphérie et les dissocie.

Enfin, près des septa, il y a épaississement moindre mais réel des trabécules avec très forte congestion et atrophie des cordons de la pulpe, à ce niveau on peut avoir un aspect rappelant celui du foie cardiaque autour des veines sus-hépatiques.

Les éléments de la pulpe sont surtout constitués par des mononucléaires, petits et moyens, et des lymphocytes ; les éosinophiles et les polynucléaires sont rares. Il n'y a ni hématies nuclées ni myélocytes ; on ne voit guère de macrophages.

Nous avons donc retrouvé partiellement les altérations décrites par AZZURRINI dans la cirrhose vulgaire, combinées à celles que l'auteur italien a rencontrées dans la rate au cours de la maladie de Banti.

Nous avons examiné plusieurs rates dans la cirrhose ; nous donnons comme exemple d'altérations l'observation suivante.

OBSERVATION VI (*personnelle*).

P... (Adolphe), 58 ans, décédé à l'hôpital de la Charité, atteint de cirrhose alcoolique de Laënnec.

AUTOPSIE. — Le *foie* pèse 1.200 grammes, il est très dur, à sa surface sont des granulations, certaines opalines et presque transparentes. Section dure. Un gros kyste hydatique guéri est visible à la partie postérieure du lobe droit. La surface de coupe est grisâtre. Pas de péri-hépatite.

Rate assez grosse, pesant 409 grammes, ferme sans dureté, périsplénite disséminée donnant à la capsule un aspect vaguement chagriné. Pas d'adhérences. A la section coupe grisâtre un peu cireuse, non sanglante, avec points rouge sombre, corpuscules rougeâtres, petits et saillants.

Reins de volume moyen, aspect de dégénérescence graisseuse d'intensité moyenne. *Pancréas* plutôt petit. Les *poumons* montrent du côté gauche, au sommet, quelques tubercules du deuxième degré.

EXAMEN HISTOLOGIQUE. — Sur les frottis de la *rate* on observe de nombreux mononucléaires grands et quelques lymphocytes.

Sur les sections on voit que la capsule est épaissie seulement par places, elle est fibreuse, stratifiée, et très dense sans infiltration embryonnaire. Les septa sont modérément épaissis, les artères présentent de la mésaretérit

nette, renferment du sang avec un petit nombre de globules blancs. Les veines sont dilatées et pleines de sang,
à parois normales, renfermant un assez grand nombre de
leucocytes, surtout des lymphocytes et des petits mononucléaires.

Les corpuscules sont peu visibles, ils sont envahis et
dissociés par la sclérose, certains sont réduits à leur seule
artériole (mésartérite) d'autres à quelques strates lymphocytiques entourant l'artère. Les lymphocytes des corpuscules qui persistent ne sont pas dégénérés.

Une forte sclérose réticulée en placards se voit, ayant
son maximum à quelque distance des septa, au voisinage des corpuscules, formée d'artérioles serpentines
oblitérées, de trabécules conjonctives adultes très pauvres
en noyaux, renfermant d'assez rares éléments de la pulpe.

Cette sclérose, bien que moins dense et plus jeune, envahit les corpuscules et les dissocie, en ces points on voit
de nombreux noyaux ovalaires dans le tissu conjonctif et
davantage d'éléments de la pulpe.

Ceux-ci sont des lymphocytes et surtout des monos petits et moyens ; les éosinophiles sont peu visibles ; rares
poly et grands monos. Pas de transformation myéloïde.

Une congestion très forte en placards avec atrophie des
cordons de la pulpe et en partie disparition de ces derniers,
se voit, comparable à l'aspect d'un foie cardiaque, au voisinage des septa, entre les placards de sclérose dont il est
parlé plus haut, le réticulum bien visible et peu épaissi
en ce point est en partie disloqué.

Dans le *foie* on voit de larges bandes fibreuses avec
cellules embryonnaires, et très nombreux pseudo-cana-

licules biliaires. Ilots cellulaires comprenant un ou plusieurs lobules.

Dans les grandes bandes, îlots arrondis de 8 à 20 cellules hypertrophiées à noyau volumineux avec un peu de pigment biliaire. Dans les grands îlots les cellules sont atrophiées, davantage pigmentées et en tuméfaction trouble; très légère dégénérescence graisseuse (acide osmique). Cirrhose bi-veineuse, pas d'endophlébite porte, endartérite, thrombose sus-hépatique organisée.

Les *reins* montrent par l'acide osmique une très légère dégénérescence graisseuse dans les tubuli contorti. Tuméfaction granuleuse. Pas de sclérose.

Le *pancréas* est nettement sclérosé.

Nous avons une seule fois eu l'occasion d'examiner une rate de cirrhose hypertrophique de Hanot, nous en donnons plus loin l'observation. Nous ne pouvons pas poser des conclusions mais seulement exposer les altérations vues par nous.

Celles-ci ne portent ni sur la capsule ni sur les septa conjonctifs de cloisonnement, cependant dans l'épaisseur des strates conjonctifs capsulaires on trouve quelques cellules embryonnaires. Les veines n'offrent pas d'altérations.

Les corpuscules de Malpighi sont très visibles, volumineux mais à limites un peu incertaines. L'artère du corpuscule est sans lésions, mais sa tunique externe ou adventice présente un certain nombre de lymphocytes infiltrés dans son épaisseur.

Le corpuscule est sillonné par quelques capillaires artériels à parois un peu épaissies ainsi que le réticulum du corpuscule, séparant ainsi les éléments de ce dernier en agglomérats arrondis formés de lymphocytes parfaitement nets et normaux, très bien colorés et mêlés de quelques grands leucocytes mononucléaires à large protoplasma. Autour du corpuscule les éléments se confondent peu à peu avec ceux de la pulpe. Il existe un épaississement léger mais net du système des trabécules de la pulpe, non systématisé, mais réparti régulièrement dans tout le parenchyme. Donc les alvéoles sont des éléments lymphatiques mononucléaires et aussi des lymphocytes.

Une congestion de moyenne intensité s'observe au voisinage des septa conjonctifs, dans ce point on voit quelques petites hémorragies capillaires en certains endroits.

Ajoutons enfin qu'un peu de pigment biliaire est visible dans quelques points du parenchyme splénique, au niveau de la pulpe.

OBSERVATION VII (*personnelle*).

M. P..., 60 ans.

Le foie déborde de plusieurs travers de doigt les fausses côtes. Pas d'œdème, mais ictère. Bruit de galop. Urines claires avec urohématine et un peu d'albumine.

Délire monotone intermittent. Parotidite droite avec œdème de la région, langue rôtie, cachexie.

Alcoolisme et syphilis sont restés douteux.

AUTOPSIE. Le *foie* pèse 1980 gr., sans périhépatite, surface lisse, coupe à section jaune-grisâtre, sans lobulation reconnaissable ; nombreuses taches verdâtres arrondies assez régulièrement, disposées tant sous là capsule qu'au sein du parenchyme, variant en volume de celui d'un grain de chanvre à celui d'une large lentille, ne faisant pas de saillie appréciable.

Le doigt pénètre très difficilement dans le parenchyme hépatique. Pas de réaction amyloïde par l'iode.

Voies biliaires normales et perméables. Pas de lithiase. Bile en moyenne quantité dans la vésicule.

Cœur petit sans athérome ni lésions orificielles.

Poumons avec congestion œdémateuse des bases.

Rate pesant 675 grammes, sans périhépatite, molle et diffluente, avec taches biliaires circinées aux deux pôles et sur la face externe.

Reins de volume moyen, se décortiquant bien ; quelques dépressions, substance corticale diminuée.

Examen histologique.

Sur les frottis de la *rate* colorés par l'hématéine-éosine ou la méthode de Laveran-Brumpt, on constate l'existence de lymphocytes et de mononucléaires, pas de myélocytes.

Les artères sont sans lésions évidentes, leur adventice est infiltrée par quelques lymphocytes.

Les corpuscules sont très visibles, on y voit un épaississement des capillaires artériels et des mailles du réticulum corpusculaire divisant le territoire lymphocytique de ce dernier en amas arrondis ou allongés. Les corpuscules ont des limites externes peu nettes, découpées irrégulièrement.

Les veines sont normales.

Il y a congestion avec quelques petites hémorragies au voisinage des septa qui ne sont pas hypertrophiés : la capsule est d'épaisseur moyenne et renferme dans ses strates quelques globules blancs (lymphocytes).

On voit quelques petits blocs de pigment biliaire au sein de la pulpe en plusieurs points. Celle-ci est le siège d'un épaississement régulier et moyen de ses trabécules.

Les éléments des alvéoles de la pulpe sont des lymphocytes assez nombreux et des grands mononucléaires. Pas de réaction macrophagique ou myéloïde.

Les *reins* offrent un début de sclérose interstitielle et péri-glomérulaire et de l'endartérite. Tuméfaction trouble et légère dégénérescence graisseuse (acide osmique), pas de pigment biliaire.

Le *foie* montre par l'acide osmique quelques rares cellules à la périphérie des taches vertes présentant quelques granula graisseux en amas.

Le tissu est parcouru par des travées conjonctives larges, émanant des espaces porto-biliaires, pénétrant dans les lobules qu'ils dissocient, circonscrivant par leurs émanations des îlots nodulaires de cellules hépatiques.

Les veines portes sont dilatées dans les espaces, non reconnaissables par étirement dans d'autres. Endartérite. Sclérose portale accusée avec nombreuses cellules rondes. Néo-canalicules biliaires. Epithélium des canaux biliaires proliféré.

Veines sus-hépatiques en majorité peu reconnaissables par étirement.

Blocs biliaires dans certains espaces portes et dans quelques rares cellules voisines.

Pas de dégénérescence amyloïde (violet). Glycogène dans les cellules hépatiques.

Ces dernières sont remarquablement belles à contours nets et isolées par une sclérose souvent monocellulaire.

Les taches sont formées par des trabécules cellulaires radiés, avec pigment biliaire abondant, sans cercle fibreux net d'encapsulement.

CONCLUSIONS

Arrivée au terme de cette étude, il nous semble qu'il est possible d'en dégager les principales conclusions suivantes, visant les seuls détails histologiques.

1° *Rate cardiaque.* — Elle se caractérise au début par une congestion intense de la région moyenne de la pulpe située entre les corpuscules et les septa capsulaires.

Dans la pulpe on rencontre alors fréquemment des hématies nuclées. Le système veineux des septa est largement dilaté par la congestion. Il y a œdème de l'adventice des artérioles du corpuscule et les éléments de ce dernier paraissent multipliés.

Plus tard la congestion veineuse diminue et aussi, mais à moindre degré, celle de la pulpe, le système trabéculaire de celle-ci s'épaissit et se charge de grains pigmentaires. Le corpuscule lymphatique s'atrophie.

2° *Rate amyloïde.* — L'amyloïde apparaît d'abord à la périphérie du corpuscule puis bientôt, mais secondairement, dans la tunique moyenne de l'artère corpusculaire dont la lumière s'efface. La capsule s'épaissit et présente à sa partie profonde une zone amyloïde. Il n'y a pas de sclérose splénique proprement dite. Quand il existe des cellules géantes, leur centre présente souvent la réaction amyloïde.

Secondairement, il se produit des hémorragies dans les corpuscules transformés totalement ou non. Le lac san-

guin de rupture présente des blocs amyloïdes libres pro-
duits par l'éclatement hémorragique, et de nombreux
leucocytes.

3o *Rate cirrhotique.* — Dans la cirrhose atrophique il y
a congestion de la zone intermédiaire de la pulpe et sclérose trabéculaire péri-corpusculaire. Le corpuscule s'a-
trophie et disparaît comme l'a vu Azzurrini. Il n'y a pas
de pigmentation.

Dans la cirrhose hypertrophique biliaire, dont nous
n'avons étudié qu'un cas, nous avons vu une conservation
parfaite et même une hypertrophie des corpuscules, avec
légère sclérose intra-corpusculaire. De plus, il existait un
degré modéré d'épaississement des trabécules de la pulpe,
on constatait enfin la présence, en certains points, de pigment biliaire.

4e Il y a lieu de considérer la partie périphérique du corpuscule de Malpighi et le territoire pulpaire circumvoi-
sin, comme une sorte de zone splénique de moindre ré-
sistance, fait s'expliquant par le caractère terminal des ultimes ramifications de l'artère corpusculaire.

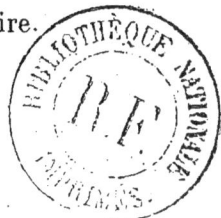

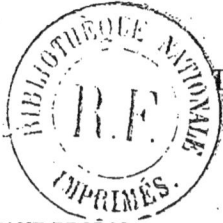

TABLE

Imp. Alfred LECLERC, Paris

www.ingramcontent.com/pod-product-compliance
Lightning Source LLC
Chambersburg PA
CBHW071520200326
41519CB00019B/6014